勝者の呼吸法

横隔膜の使い方をスーパー・アスリートと赤ちゃんに学ぼう！

森本貴義
大貫　崇

ワニブックス
|PLUS|新書

はじめに　呼吸を変えると人生が変わる⁉

「呼吸を変えると人生が変わる」。

少々大げさかもしれませんが、今の時点で少なくとも私はそう信じています。呼吸をすることは人間が生きていくうえであまりにも当たり前すぎて、これまで皆さんは呼吸に関しての意識を持ってこなかったかもしれません。

瞑想《めいそう》や座禅などを経験されている方はその世界から、なんとなく呼吸の大事さをすでに理解されているかもしれません。また、瞑想したり座禅を組むということはどうも宗教的な世界だったり、神秘的なイメージで語られる場合が多く、人によってはとっつきにくいと感じる方もいらっしゃると思います。しかし、瞑想や座禅に共通する呼吸というものを理解すると、瞑想や座禅に特別な能力は必要ないと分かっていただけるはずです。

私はアスレティック・トレーナーという仕事をしていますが、運動学や生理学の観点から呼吸を勉強してみると、実に様々な効果が期待できることが分かってきました。
具体的には、瞑想や座禅で得られる安心や落ち着き、考え方にぶれがなくなるといった生き方の一貫性などに留まらず、身体的なパフォーマンスの向上や内臓機能の改善なども得られるのです。

これから呼吸というものの重要性をアスレティック・トレーナーというフィルターを通して説明していきますが、スーパー・アスリートはどんな呼吸をしているか気になりませんか？　もしかすると特別な呼吸法があって、彼らは選ばれし者として、選ばれた人間だけが知り得る特別な施設で、特別なトレーニングをしていると思っていませんか？

実はそんなことはありません。彼らも皆さんと同じように普通に呼吸をしています。彼らも皆さんと同じ人間なのです。とくにフィールドを離れれば、普通に呼吸を繰り返し、睡眠をとり、皆さんが職場に通勤するのと同じように戦いのフィールドに向かいます。

そういう部分は同じなのですが、スーパー・アスリートと言われるような選手は一様に呼吸が〝上手〟です。そうです、呼吸には上手、下手があるのです。

スーパー・アスリートが一様に呼吸を上手にしているとしたら、「スーパー」でない選手は呼吸の仕方を練習して上手になることができます。スポーツなど競技の技術向上を目指すのであれば、その競技の練習だけを頑張れば上手くいきそうな気がするかもしれません。しかし、実は呼吸エクササイズを行うことで体幹の安定性を高め、ひいては競技の技術向上が望めるのです。

一見、競技の技術とはなんの関係もなさそうなウエイト・トレーニングなどが導入され、飛躍的にアスリートのパフォーマンスが上がったのは周知の通りです。

これと同じく一見フィールド上でのスポーツとは関係のなさそうな呼吸エクササイズによって、体幹などの安定性が向上し、さらにはメンタル的にも安定していくことによって、シーズンを通してコンスタントなパフォーマンスが約束されるというわけです。

技術がある程度のレベルに達すると、ものを言うのはメンタリティです。緊迫した場面で自分のパフォーマンスを発揮するためには、平常心でいることが重要だとよく言われますが、呼吸をコントロールすることで、メンタルをコントロールすることは可能なのです。

では、呼吸が上手になると得をするのはアスリートだけでしょうか？　いいえ、そんなことはありません。なぜならばアスリートと同じように一般の方も呼吸をしているからです。

ベースボール・プレーヤーはシーズン中ほぼ毎日試合がありますが、サラリーマンの方も平日は毎日仕事ですし、主婦の方なら毎日の育児、家事が〝試合〟にあたるのです。つまり自らのパフォーマンスを発揮すべき状況は皆さんにも毎日のようにやって来るのです。

確かにアスリートほど身体を動かすわけではありませんが、その人にとっては毎日が勝負であることに変わりないのです。安定したパフォーマンスを続けていくためには、日々のメンテナンスが必要なのは言うまでもありません。そしてそのメンテナンスに呼吸の要素が加われば、肉体的にも精神的にも大きな助けになるのです。

呼吸を知れば知るほど、呼吸というものがアスリートだけではなく、スポーツや運動をしていない方にもとても重要であるということが分かってきたのです。

2016年4月

森本貴義
大貫崇

目次

第五章　〝正しい呼吸〟エクササイズ――横隔膜を支配する方法　219

第一章

スーパー・アスリートは呼吸の大切さを知っている

スーパー・アスリートへの分かれ道は「呼吸」

スーパー・アスリートはいつからスーパー・アスリート・ロードを歩くことになったのでしょうか?

私はそのヒントは赤ちゃんの頃にあると思います。

私が働いているジムのクライアントさんたちに呼吸の話をした後、実際に呼吸エクササイズをやってもらうと、皆さん口をそろえて「こんなの初めて」とか「これはやったことがない」とおっしゃいます。呼吸法を使ったトレーニングは「最近流行」とか「新しく研究されて編み出された秘儀」のようなイメージですが、そんな特別なものではありません。実は皆さんが子供の頃に毎日していたのに忘れてしまったことを復習しているだけなのです。

「一度やっていたのだから、忘れてしまったものを取り戻すのは簡単」と思われるかもしれませんが、残念ながらそうでもありません。長い年月をかけて染みついた呼吸の癖はなかなか抜けるものではないのです。

しかし、それにしても一体いつ、私たちは子供の頃にしていた呼吸を忘れてしまったのでしょうか？

呼吸が乱れれば、腹腔内圧（ＩＡＰ〔＝Intra-Abdominal Pressure〕註：横隔膜の下、骨盤底筋群の上の内臓などが収まっている腹腔、いわゆるお腹の部分にかかる圧力。ここでは前後左右上下、内側から外側に向けてかかる圧力を指す。図①参照）が下がり、お腹が押しつぶされてしまいます。そのため、姿勢が乱れます。つまり、成長して姿勢が悪くなり始める時が、本来の呼吸を忘れ始めた時だと言えるかもしれません。

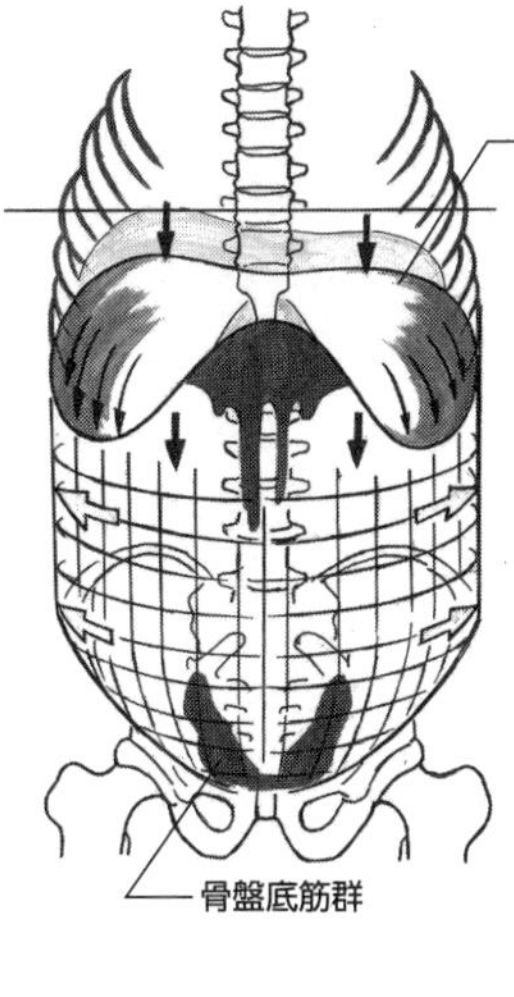

図①　腹腔内圧　腹腔内圧は文字通りお腹の内側の圧力で、この圧力が高ければ、腹腔を守ることができます。横隔膜の働きによって、圧力のベクトル（図中白矢印の方向）は外のほうに向いています。横隔膜は緊張（収縮）すると引き下げられます（図中黒矢印の方向）

一人で立つことができるようになった赤ちゃんは筋力やバランス力などが発達していないため、ふらふらしています。生まれてから1年ほど経つと自分の2本の足の働きを見つけ、一人で歩くようになり、2~3年でしっかりと歩けるようになります。

誰にも教わらずに立ち上がり、歩き始めた赤ちゃんは、意識的に「胸を張って歩こう」とか「背筋を伸ばして踵《かかと》から真っ直ぐ歩こう」などとは考えていません。

遺伝的に組み込まれたプログラムに沿って、五感をフルに活用した結果、無意識に歩いたりしゃがんだりしているのです——個人的にはこの無意識の動きが、無垢《むく》で美しい動きだと感じるので、子供たちが動いている姿を見ると、うっとりしてしまいます。

ではいつ頃から姿勢が乱れ始めるのでしょうか？　いつ頃から自然にできていた呼吸が乱れてくるのでしょうか？

これはあくまで個人的な見解ですが、小学校に入る頃くらいからその姿勢は乱れていくように思います。椅子に座る時間が増え、遊ぶ時間が減っていく……思春期における体型の変化も加わり、高校を卒業する頃には、「これで高校生なの？」と思わざるを得ない、姿勢が悪く呼吸が浅い生徒を見かけることもあります。

大学に入れば、不規則な生活を繰り返し、暴飲暴食もそこに加わり、高校まであった体育という強制的に身体を動かす時間も減るので、運動量はさらに減っていきます。

やがて就職し、結婚して子供が出来れば、忙しくなる一方で活動量は減り続け、気づくと、内臓に脂肪がたまり、ポッコリ膨らんだお腹が出現。お腹が邪魔してしっかりとした姿勢を取れなくなる人さえ出てきます。

一方、昔の日本人は姿勢が良かったと聞きます。椅子ではなく、床に暮らし、清貧を心がけ、武道に勤《いそ》しむ。自動車も電車もないので移動手段は自分の足でした。便利で豊かになった世の中で、今さら「自動車も電車も使わないように」なんてことは言いませんが、もしかすると椅子生活と姿勢の変化は関係しているのかもしれません。椅子自体、江戸時代が終わるまでは一般に普及していませんでしたから、我々には比較的新しいものであると言えます。床や畳の上に直接座る当時の日本人は、明治になって椅子が西洋から持ち込まれた際、5分と座っていられなかったと言います。

床に座る、もしくは立ち上がる際に「よっこらしょ」「どっこいしょ」と思わず言ってしまった経験はありませんか？　しかし、椅子から立ち上がる際は「よっこらしょ」

とはあまり言いません。床に座ったり、床から立ち上がったりするほうが身体の動きとしては大変なのです。だからこそ、その際に動員される体幹の筋肉や下半身の筋肉は姿勢の維持に大いに役立つと私は考えます。安定して簡単に立ち上がるためには腹腔内圧の空間（P17図①参照）をつくらなければならないからです。逆に言えば腹腔内圧を高める術を知っていれば、驚くほど自然に立ち上がることができます。

昔の人は日々の鍛錬のなかで、丹田《たんでん》（註：お臍《へそ》の下にある、古来より人間の持っているエネルギーが集まると言われているところ）を意識して動いていたそうですが、まさに丹田に呼吸をあてる（入れる）ことで身体は俄然動きやすくなります。「丹田に呼吸をあてる」と言うと分かりにくいかもしれませんが、現代風に言えば「腹腔内圧を呼吸によって高める」ことと同じだと思っています。腹腔内圧が高まると、体幹が安定します。そして四肢が自由に動けるようになり、身体が楽に動くように感じるのです。昔の人は、日常活動を通した丹田の鍛錬により腹腔内圧を高める術《すべ》を知っており、自ずとこの原理を利用して、日々の生活に生かしていたのです。

また丹田は精神の安定にも役立つと言われています。よく「腹が立つ」とか「腹の据《す》わった」という言い方をしますが、この「腹」は丹田のことを言い表していると考えられます。心と身体の接着点が丹田なのかもしれません。心を落ち着けて、ゆっくり呼吸をすることが難しくなった現代、床に座るということだけでも心身の鍛錬に繋《つな》がるのかもしれません。

メジャー・リーグでの経験

私はこれまで19年間アスレティック・トレーナーとして活動をしてきました。日本のオリックス・ブルーウェーブ（現オリックス・バファローズ）でトレーナーとして働いた後、シアトル・マリナーズ・インターンシップ・トレーナー、長谷川滋利投手のパーソナル・トレーナーを経て、２００４年～２０１２年の9年間、シアトル・マリナーズでアスレティック・トレーナーとして働いていました。

その間、二度のワールド・ベースボール・クラシック（ＷＢＣ）で日本代表のトレーナーを経験し、メジャー・リーグ等でのイチロー選手の多くの偉業や記録を目の前で見ることができました。

アメリカという国に住み、アスレティック・トレーナーとして働き、そこで経験したことが、今の私の仕事に大きな影響を与えてくれました。

イチロー選手、長谷川投手、木田優夫投手、城島健司選手、岩隈久志投手、川﨑宗則選手など数多くの日本を代表する選手たちや、エドガー・マルティネス選手、ジェイミー・モイヤー投手、ジョン・オルルッド選手、ブレット・ブーン選手、ケン・グリフィー・ジュニア選手、クリフ・リー投手、フェリックス・ヘルナンデス投手などメジャー・リーグを代表する選手たちの身体を診られたことを誇りに思っています。スーパースター選手たちとの多くの時間が、私に人間の動作についての大きな気づきを与えてくれました。

スーパー・アスリートとの関わり

アスレティック・トレーナーとして多くの選手に関わってきましたが、その仕事のなかで常に注意深く観察していたのは「お腹の使い方」です。私が思うに、スーパー・アスリートのポイント、選手の動きを観察するポイントはいくつかあります。

まず立つ姿勢、座る姿勢、歩く姿勢、そして呼吸の速さ、深さなどを見て、その選手の特徴を観察します。選手の特徴を観察する際には見られているという意識がない、普段の振る舞いを見るのが一番です。何気なしにトレーニング・ルームに入ってくる時の表情、姿勢、歩き方、雰囲気、機嫌などは全体的に把握します。身体の各部分を一つひとつ見ていては見方に偏りが出てしまうので、俯瞰《ふかん》して見るように努めます。もちろんトレーニング・ルームにいない時、例えば食堂で試合前の食事をほおばっている姿やそこでの会話などからも様々な情報を得ることができます。

トレーナー業をしているとどうしても痛みの部分に気持ちがいってしまうのですが、その選手がどんな人間なのか理解したうえで治療を行うのと、痛みだけを直そうと治療するのでは大きな差が出てきます。なんとなくその選手がどんな人間か理解できると、ある程度呼吸の様子も予想がつきますし、把握できることがあります。

せっかちな選手は呼吸が速くて浅いし、泰然自若《たいぜんじじゃく》とした選手はゆったりとした呼吸をしている――といった具合です。そういった事前情報を加味しつつ、実際に身体を診ていくのです。事前情報と、実際に身体のパーツ、パーツを見て、触って、動かしてどのような問題があるのか掘り下げていきます。それからその選手に合った運動プログラムを作成して、身体の使い方を一緒に学習していくのです。

治療する際にはベッドに仰向けになってもらい、リラックスした状態で胸郭《きょうかく》（註：12対の肋骨《ろっこつ》、12個の胸椎《きょうつい》、胸骨から成るカゴ状の部分）の動きを観察します。

胸骨の動きが大きく、肋骨が柔軟で胸椎の可動域が広いことは、スポーツのパフォーマンス上重要なので、これらの個所と、周りの肋骨、脇腹のテンションを手掌全体で触っていきます。

一方、お腹の動きから見えることはたくさんあります。多くの選手は重たいものを持ち上げる際、身体の軸が不安定であると、その動作中に腹筋部を締めたり、固めたりする傾向にあります。口は真一文字に締め、身体を固めた状態で力を出そうと動いてしまいます。

実際にやってみてください。例えば今座ってこの本を読んでいるとします。口を真一文字に締めて歯を食いしばります。そしてお臍《へそ》を背中のほうに凹ませながらお腹を固めます。そしてお腹に力を入れたまま左に向いてみてください。そして元の状態に戻りお腹の力を緩めます。そして同じように左に向いてみてください。お腹を固めている時と緩めている時、どちらが左に向きやすかったですか？　皆さんもこの状態を体験してみれば分かると思いますが、お腹を固めていると身体の可動性は失われてしまいます。そしてそれが身体本来の動きにとってとても苦しい状態であることが分かるでしょうか？

しかし、今のトレンドである体幹トレーニングをやっている多くの運動部員やアスリートたちは、トレーニング中にこの身体を固めた状態でトレーニングを行っているのです。体幹トレーニングを行う時、歯を食いしばりながら、険しい表情で行い、ある意味肉体的にも精神的にも我慢して、トレーニングが終わった時に「自分はこのトレーニングに耐えたんだ」という間違った安堵《あんど》感、達成感を持つことに幸福感を覚えているように思えることさえあります。

もちろん人間の身体はいろいろなものに慣れていきますから、身体を締めて歯を食いしばった状態でも、我慢できる時間は継続するうちに長くなります。でも、それでは身体は良い方向には整いません。

そういった状態でのトレーニングを続けると、自分の身体が発している大きな悲鳴を自分自身が分からなくなっていきます。

一方、イチロー選手やサイ・ヤング賞投手であるフェリックス・ヘルナンデス投手のように、怪我《けが》が少なくパフォーマンス力の高い選手は、そのように身体を締めて使うことはしません。

むしろ力を解放させる動きをとっています。

必然の出合い

初めて呼吸エクササイズというものを目にしたのは、2010年2月のマリナーズのスプリング・キャンプでした。

前年の2009年にニューヨーク・メッツからトレードで新しく加入したジェイソン・バルガス投手（2009年〜2012年マリナーズ、2013年アナハイム・エンジェルス、2014年〜カンザスシティ・ロイヤルズ）がトレーニング・ルームで壁に足を掛け「フー。ハー。フー。ハー」と、何やら怪しげなエクササイズを行っていました。

　初めてその光景を見た私は正直「何やってんだ⁉」としばらく傍観していました。

　バルガス投手がとても集中していたので、声をかけづらかったのですが、数分ほどして私の視線にやっと気づいたようで、「どうしたの？」と話しかけてきました。

　私が「何してるの？」と質問すると、「今やっているトレーニング、とてもハードなんだよ」と返ってきました。私は「それはアイソメトリック（註：筋肉の長さを変えずに負荷をかけるトレーニング）系のトレーニング？」と、彼に再び質問をすると、彼は「みんな最初はそう聞くんだよね。見ているとそう思うんだけどさ、実は動きというよりは呼吸に意識を置いているし、とても難しい、ハードなトレーニングなんだ」と語りだしました。そこで私も「それじゃ、挑戦するよ！」と言って彼が行っていたトレーニングを真似てみました。

　仰向けになり、両足を壁に掛け、両膝の間に直径15センチほどのボールを挟み、少し腰を浮かし、その状態から右足を壁から離し、腹式呼吸を4回繰り返すというものでした。最初は両膝でボールを挟んでいる状態がキープできず、それを安定させたいと思うと呼吸が短くなり、彼が行っていた安定した深く長い呼吸はできませんでした。そしてついに4呼吸目で、左太腿《ふともも》裏側の筋肉がつってしまいました。ブザマな私を見て、彼は「だからハードだと言ったでしょ」と言わんばかりの笑みを浮かべていました。

しばらく経って筋肉のツリがおさまった私は彼に「このエクササイズは何？」と再び聞きました。バルガス投手は「このオフの期間に始めたエクササイズで、これをやり続けたら、今まであった腰痛が嘘のようになくなり、趣味のゴルフもとても調子がいいから続けてるんだ」と答えました。彼の趣味のゴルフの調子が良くなったというのはオマケの話ですが、実際にこの後、彼のパフォーマンスは上がり、成績はうなぎ昇り。今ではロイヤルズの先発ローテーションの一角を務め、年棒が20倍以上になっています。

数日後このエクササイズの名前がＰＲＩエクササイズ（その一部を第五章で紹介します）というものだと知りました。ＰＲＩとはPostural Restoration Institute（日本語に訳すとすれば「姿勢回復研究所」といった感じでしょうか）の頭文字をとったもので、アメリカのネブラスカ州に設立された理学療法士であるロン・ハラスカ（Ron Hruska）氏による研究教育機関です。

ハラスカ氏は「人間の身体は左右非対称である。それが故に姿勢に（左右非対称であることを補う）代償パターンが生じ、全身の運動に影響を与えている」という理論を確立しました。そして「その代償パターンは呼吸、回旋運動、そして歩行などに大きく影響を及ぼしている」としています。

普通の理学療法では左右均等にエクササイズを行うのが大半ですが、ハラスカ氏のクリニックや、彼らの教育を受け認定されたセラピストは、彼の理論に基づいてデザインされた治療形態をとり、左右非対称にエクササイズを行っていくのです。

日々、左右非対称の動きを繰り返す野球界——右打ちの選手は右打席でばかりバットを振り、右投げの投手は右腕でボールを投げることを繰り返します——では、従来の方法より、理にかなっているということから、ＰＲＩのエクササイズを学ぶトレーナーや実践する選手が増えてきているのです。バルガス投手もＰＲＩのコンセプトを学び、実践している選手だったのです。

呼吸に対する疑問解消のヒント

バルガス投手が行っていたエクササイズを見た後、球団メディカル・スタッフたちとそのエクササイズを学習する時間を取り、その年から少しずつチーム全体で呼吸にフォーカスしたエクササイズを採り入れ始めました。

それから約1年後の2011年のスプリング・トレーニングの時に、チーム・メディカル・スタッフ等に向けた講習会がありました。チーム・メディカル・スタッフとは、主にアスレティック・トレーナー（Athletic Trainer,Certified　註：全米アスレティック・トレーナー協会公認アスレティック・トレーナー。怪我や病気の予防、評価、応急処置、治療、メディカル・スタッフや用具・備品などの管理と、チームの健康状態の管理を全体的に把握する存在）、フィジカル・セラピスト（Physical Therapist　註：全米理学療法士協会公認の理学療法士。主に受傷後、または手術後のリハビリが専門）、ストレングス&コンディショニング・コーチ（Strength & Conditioning Specialist　註：全米ストレングス&コンディショニング協会公認スペシャリスト。シーズン中はもちろんシーズン後までチームのコンディションを保つトレーニングの専門家）などからなります。

メジャー・リーグでは毎年、スプリング・トレーニング期間中の約1か月半、アリゾナ、フロリダの二つのキャンプ地でアスレティック・トレーナーやコンディショニング・コーチを対象とした講習会が数日開かれます。それとは別にマリナーズ球団内でもアスレティック・トレーナーが講習会の講師となり、自分の得意な分野や興味のあるものを取り上げ、球団内のスタッフに知識の共有の場を設けていました。

マリナーズのメディカル・スタッフはマイナー・リーグ・スタッフ、ドクターも含めると、総勢30名ほどになりますが、期間中の数日はスプリング・トレーニングの練習が終わった後の3～4時間ほどで講習会を開催していました。

2011年の講義の題材がバルガス投手の行っていたPRIトレーニングでした。その講義の講師を務めたジミー・サウザード氏は、前年までアリゾナ・ダイアモンドバックスで働き、ダイアモンドバックス時代の数年間、このエクササイズ方法を基に選手のリハビリを行って成果を上げたそうです。その実績から高い評価を得て、この年からマリナーズのマイナー・リーグ・コーディネーターを務めることになった人物でした。

この年の彼の講義は、呼吸が運動に与える影響、横隔膜の機能解剖など、私がそれまでさほど意識していなかった題材で、とても興味深い時間でした。それと同時に、私がこれまでの経験で疑問として持っていたものの答えを出す、そのヒントをもらった時間でもありました。

アスレティック・トレーナーという仕事

「自分の身体は乗り物だと思っています」

私は「トレーナーとして仕事をするうえで重要だと考えていることは何ですか？」と聞かれると、必ずこのように話し始めます。私がトレーナーを目指すきっかけになったのは、学生時代、思うように自分の身体を乗りこなすことができず、多くの怪我を引き起こしてしまった経験です。

見た目とても美しい身体をしていても、それがパフォーマンスとイコールではないことを皆さんはご存知でしょうか？　つまり一見強そうに見える身体でも、その人が本当に強いかどうかは分からないということです。

本来アスレティック・トレーナーの仕事は、クライアントが望んでいるところまで一緒に歩んでいくことにあると思っています。もちろん最終的にそのクライアントが私たちを必要としなくなり、自分で自分の身体を乗りこなす術と選択ができるようになることが最良なのですが、そこに至るまでのプロセスに、私たちがお手伝いできることはたくさんあると思っています。

運動をする目的は人それぞれ違います。健康維持のため、体重維持のため、運動したらすっきりするから、運動することでホルモンの分泌を助け、アンチエイジングに繋げるため、かっこいい身体で異性からもてたい、日々のストレスの解消などなど、です。

私がアスレティック・トレーナーとしてクライアントに一番感じてほしいのは、「昨日できなかったことが今日できるようになること」への気づきです。

そのためには身体を機能的に使えることが土台として必要になります。例えば、駅から自宅までの徒歩がいつも15分かかるところを、身体の機能を引き出すことによって12分になったとか、ゴルフでドライバーの飛距離が２５０ヤードから２８０ヤードになったとか、マラソンで3時間50分が3時間20分で完走できるようになったなどです。

私は日々のトレーニングによって身体をより機能的に使えるようになり、基礎的な動作のパフォーマンスを上げ、それによってそれぞれの競技の技術《ワザ》を向上させることが大切だと思っています。そのためには競技に必要な技術と直接結びつかないトレーニングのためのトレーニングではなく、自分の望むパフォーマンスに繋がるために考えられた、機能的なトレーニングが必要でしょう。もちろん大前提として、心身ともに健康でなければいけないでしょうし、トレーニングの選択に関しては本質を理解し、普遍性があるものを探求していくことになるでしょう。

結果として均整がとれた肉体美を手に入れるかもしれません。しかし最初から均整のとれた肉体美に焦点を当てて指導してはいません。「機能的で動作効率の良いパフォーマンスができる身体を目的にトレーニングを積み上げることで、自然と均整のとれた肉体美になる」のであって、「均整のとれた肉体美を作れば、機能的な動作効率の良いパフォーマンスができる身体になる」わけではないのです（外を美しく作っても中が乱れていれば意味がないということです）。

私がアスレティック・トレーナーとして目指していることは、担当している選手ができなかったことができるようになる。そしてできるようになることが日々増えて、結果としてパフォーマンス・レベルを向上させる。それによりそれぞれのフィールドで選手が望んでいる成果をあげ、充実した豊かな競技生活を送れるようにすることです。

その重要なキーとして呼吸があることを、ジミーから講習を受けた時、確信したのでした。

スーパースターの息遣い

私はこれまでの仕事柄、一流選手と言われるアスリートたちと会う機会が多くありましたし、現在もその環境で仕事をしています。先に述べたように、これまで日米のプロ野球の世界で多くの時間を費やしてきましたし、現在はプロゴルフという世界で新しい経験をしています。

加えてアスレティック・トレーナーという仕事をしていると、ほかの競技の選手から声がかかったり、紹介を受けたりして、彼らのパフォーマンスを目の前で見ることができます。時にはパフォーマンス向上のための取り組みや、リハビリテーションの補助などの経験をさせていただくこともあります。

２０１５年2月、沖縄県名護市で行われていた北海道日本ハムファイターズのキャンプで、幸運にも大谷翔平投手のピッチングをキャッチャーの後ろから見させていただきました。キャンプでも一番疲れが出てくる中盤の時期だったので、大谷選手は万全の投球ではなかったでしょうが、そういう時期にしては素晴らしく力のある球を投げていました。

一方でコントロールの乱れ（ボールが引っかかったり、抜けたりすること）が散見されたのですが、これは明らかに身体の動きと呼吸のタイミングが合っていない時に起きていました。

彼の投球を見る機会を無理言ってつくっていただいた理由の一つに、私が現在パーソナル・トレーナー契約をしているマリナーズのヘルナンデス投手との比較をしてみたいということがありました。ヘルナンデス投手は16歳からマリナーズに入団して19歳にはメジャー昇格、24歳の2010年にはサイ・ヤング賞を受賞しました。その後も毎年優秀な成績を収めている現在のメジャー・リーグを代表する本格派の投手です。そのヘルナンデス投手の20歳の頃のポテンシャルと大谷投手を比較したかったのです。

日本の野球と米国のベースボール、環境が違うので並列には比べられませんが、拝見した投球から、大谷投手のポテンシャルは20歳当時のヘルナンデス投手とほぼ同じレベルにあると思いました。ただ、大谷投手には一つ欠けていると感じたところがあります。それは「間の取り方」＝「呼吸のゆったり感」です。言い方を変えれば、お腹を解放する動きと呼吸の連動です。

大谷投手は右投げなので、ピッチングを行う投球動作に入る時、ピッチャーズ・プレートに右足を掛け、左足を上げ右足軸で片足立ちになります。その際、お腹に力を入れて軸を形成します。大谷選手はその時息を止める傾向が強いのです。投球数が増えてそれが続けられると、身体のストレスによって息を吸うタイミングと吐くタイミングにズレが起きます。そのことで、ピッチング・メカニクスが円滑に行われない状況が出来、コントロールが不安定になるように私には見えました。以上のことを続けていると結局は投球数が増えて、体力が失われて、パフォーマンスを上げられないというループに陥ることになります。

大谷投手は呼吸のタイミングと投球動作のタイミングのズレを起こしやすいようです。そこを解消できれば、ヘルナンデス投手の20歳の頃よりピッチャーとして総合的に高いレベルにあると思います。このまま怪我なく、自分の身体操作レベルを上げていけば、世界一の投手になる可能性のある、非常にポテンシャルの高い素材を持った投手だと思います。

私はこれまで仕事の中心としてきた米国のベースボールや日本の野球以外にも、陸上競技、バスケットボール、バレーボール、サッカー、武術などの日本を代表する選手たちにお会いしてきました。競技の特性はそれぞれ違うと思うのですが、彼らとともに時間を共有していくなかでいつも思うことは、トップ・レベルの選手の共通点は、「呼吸が深く、ゆっくり」だということです。

もちろん男女によっても少し違いますし、競技の特性でも違う傾向があります。ただ、アマチュア・レベルの選手たちと比べてみて、高いレベルでパフォーマンスをする人たちの呼吸の使い方には明らかに違いがあり、それが彼らの考え方に明らかな違いをもたらしていると感じています。彼らと会話をしているだけでも、そのゆったりとした語り口、話をしていくうちに自然にそのテンポが心地よく感じられるのです。

私の経験で感じることは「呼吸が安定している人は、感情、思考のコントロールがとても上手だ」ということです。

呼吸が平常心をつくる

あるシーズンが始まる前の冬に、メジャー球団間での大きなトレードがありました。私の所属する球団から他の球団へメジャー・リーガーがトレードされ、見返りに何人もの有望なマイナー・リーガーがやって来ました。そのうちの一人を私が担当することになりました。メジャー・レベルにいる選手とトレードされてくるマイナー・リーガーは、メジャーに上がるまであと一歩のレベルでプレーしているものですが、このトレードで来た選手の中で一番若い彼は、前年思ったような成績を残せませんでした。それで前のチームでも期待はされてはいたものの、トレードに出されてしまったという形で、私が働く球団のマイナーのチームに来たのです。

もう少しでメジャー・リーグに上がれるという状況にいたところでチームから放出され、マイナー・リーグに来てしまった場合、普通の選手なら腐ってしまいます。しかし彼はかえってこのトレードで吹っ切れたのか、順調なスタートを切ります。もともと天真爛漫《てんしんらんまん》で心底ベースボールが好きで、憧れの選手の真似をして楽しそうに練習する彼です。前年の反省を生かし、チームに貢献するために日々練習に取り組みました。

そうは言っても、まだ弱冠19歳の若者です。いい波もあれば、悪い波もあります。しかも彼はシーズンの初めに太腿の怪我をしてしまいました。そこから彼と私のトレーニング・ルームでの付き合いが始まります。この時はまだシーズンが始まったばかりで、長いシーズンを考えると怪我の完治を優先すべきでした。そのため、試合に戻りたいと焦る彼をたしなめ、今後の彼のパフォーマンスの向上も念頭に、ゆっくりとリハビリ・メニューを消化していきました。

太腿とその多くの筋肉が付着する骨盤は密接に繋がっています。また、骨盤周りは呼吸の機能と関係しています。当時、すでにチームのリハビリの方針として呼吸エクササイズは常に組み込まれていました。それもあって、リハビリ・メニューは呼吸エクササイズを多めに採り入れていました。

「呼吸のトレーニング？」と、半ばバカにしながらも彼はメニューをこなし、「こんな呼吸のトレーニングをしなくても、太腿の怪我の治療だけをしていればもっと早く復帰できた」と、冗談を言いながら戦列に戻りました。

彼には試合に戻っても、この呼吸エクササイズを中心としたリハビリ・メニューを継続するよう伝えていました。しかしながら、復帰して野球ができる喜びが勝り、多くの選手同様、彼もリハビリ・メニューを継続しませんでした。そのうち、復帰当初は順調だった打撃も下降気味に。悩んでいる様子の彼に、「騙《だま》されたと思ってあのメニューをやってみようよ！」と声をかけました。彼のリハビリ・メニューの中に、呼吸を整えながら神経反射を使って横隔膜をリラックスさせるものがあったのですが、このメニューを彼は気に入っていました。

打席での落ち着きもないように思えました。彼の肋骨はリハビリ中よりも浮いてきているように見えました。これは横隔膜が緊張して体幹がうまく機能していない状態を表しています。体幹がうまく機能していなければ骨盤の状態にも影響が出て、また同じ箇所を怪我しかねません。

また、横隔膜が緊張してリラックスできていない状態であれば、メンタル面でも常に緊張した状態が続いてしまいます。というのも、のちほど説明しますが、横隔膜の働きとメンタル面は密接に関係しているので、打席での精神状態にも影響を及ぼしていたと考えられるのです。

そこで私はリハビリの頃のメニューを持ち出して、横隔膜をリラックスさせようと考えたのです。

別に彼自身は寝ているだけで、特別何かしなくてはいけないわけではないので、渋々承諾。再び横隔膜をリラックスさせてみました。

すると、偶然か必然かその夜の試合で彼は大当たり。ホームランを打ちました。その後しばらくは順調にヒットを重ねていた彼も、夏場の暑い時期の疲れからか、それとも単に練習しすぎなのか（アメリカ人には珍しく、試合後もバットを振り続ける練習の虫でした）、再び調子が落ちてきました。ベンチから見ていると、またも打席で落ち着きがないように見えます。ヘタなボールに簡単に手を出して凡打したかと思えば、考えすぎて身体が動かずに三振。

今度は彼のほうから、「あの呼吸をやってくれ」と頼んできました。例のごとく横隔膜をリラックスさせて呼吸を整えると、なんとまたその日の試合でホームラン！　試合後、彼のほうから「自然体で打席に臨めたよ。ボールがよく見えたんだ」というようなことを言ってきました。

その後何度か横隔膜をリラックスさせては、試合で打つといったことが起こり、私は呼吸を整えることとパフォーマンス上昇の関係は偶然ではなさそうだと感じ始めていました。何より嬉しかったのは、彼がシーズン当初の太腿の怪我以外は一切ＤＬ（Disabled List＝故障者リスト）に入らずにシーズンを終えることができたことです。

自分の体調に意識を置き、その日の自分に必要な調整方法を選択して実行してきた彼は、あと少しでメジャーにいけるというレベルにいました。そして実際彼は昨年（２０１５年）、メジャー初昇格を果たしました！

毎日試合があるのはメジャー・リーグだけでなくマイナー・リーグも一緒です。誰もが成績が落ちればクビになるというプレッシャーと常に戦いながら、技術を向上させ、たくさんの時差を超えた移動のなかで毎日プレーできる身体をつくっていきます。その作業が心身に与えるストレスは並大抵のものではありません。そんな選手たちにシーズン中に求められていることは、ただ単に身体を強くしたり大きくしたりすることではなく、怪我をしないようにケアを続け、メンタルの状態も整えていくことです。

現在の身体のことだけではなく、これからの怪我の予防、心のありかたなど、トータルな部分に意識を置いた仕事――それが私の経験したマイナー・リーグの現場でした。毎日質の高いパフォーマンスを発揮するという点では、ビジネスパーソンも主婦も学生も同じです。アスリートであろうがなかろうが、私たちが社会生活を快適に過ごすには、身体と心を整えることが大切です。そして、その土台となるのが呼吸なのです。

武道の達人

ここまで日本や世界で活躍する野球選手やベースボール・プレイヤーの話をしてきましたが、アスリートだけでなく、芸術の分野で賢人とされている方も同様のことが言えると思います。

歌舞伎の坂東玉三郎氏の繊細かつ躍動的な動きは歌舞伎を知らない人が観ても感動するでしょうし、舞踏家の田中泯氏の動きには人間の持っている強いエネルギーを感じることでしょう。

そのような賢人のなかで一番私の印象に残っている方が、武道家の宇城憲治先生です。

初めてお会いしたのは２００３年の秋でしたが、その時、様々な身体の動き、呼吸、体軸、気などのご教授と実践を体験させていただきました。ただ、その時の私には宇城先生がやられていることや動きが理解できなかったことを記憶しています。それから何度かお目にかかる機会をいただき、お会いするたび宇城先生が体現されている高レベルの身体操作を目にして、人間が持つ無限の可能性、そしてその潜在能力の高さを感じることができました。

宇城先生との出会いと経験で、アスレティック・トレーナーとして、それまで自分なりに良かれと思い、学習・経験してきたことがまだまだ未熟であったことを感じました。

私の中に残っているその時の学びに、「間を制すること」そして「呼吸と気の世界の高次元エネルギー」などがあります。「間」は呼吸と密接に関係し、呼吸が生み出す私たちの環境との関係性をその時からより深く考えるようになりました。

その時のセッションで、宇城先生はご自分よりもひとまわりもふたまわりも大きなアメリカン・フットボールのアスリートと腕相撲をしていました。強靭《きょうじん》な肉体に自信があったそのアスリートたちを、先生はいとも簡単に、赤子の手をひねるように負かしていました。また世界レベルのボクシング選手のパンチを瞬時にかわしたり、自分に向かってくる相手の闘争本能（相手のエネルギー）をゼロ（無）にしてしまったりする光景は、衝撃以外のなにものでもありませんでした。

なぜそのようなことが起こるのか？　その技術のすべては呼吸と呼吸に伴った身体の使い方にヒントがありました。宇城先生の身体操作は超人的で、かつ柔らかいものでした。そして呼吸はとても深く、これまで出会った誰よりもその呼吸のリズムや深さ、そしてコントロール力は私の心に残っています。

私たちが生活のなかで無意識に行っている呼吸は、このような大きな可能性を秘めているのです。呼吸が変わるだけで、呼吸のコントロールを知るだけで、今まで自分では不可能と思っていたことが可能になり、そして何よりも自由自在に自分の、そして相手の空間をも変化させることができるのです。

呼吸が間をつくる

一対一の試合、勝負の世界においては間を制することが勝敗を左右する。それは皆さんも感じられておられるのではないでしょうか？

何度かお目にかかった剣道世界一にも輝いた剣士、寺本将司さんの試合を観させていただいたことがあります。相手と対峙《たいじ》し、竹刀を打ち込む前の寺本さんの肋骨から上の身体の動きは、とても小さいものでした。

試合中の勝敗を分ける状況ですから、興奮している状態なのに、彼の佇《たたず》まいや呼吸のありかたはとても優雅で、静止しているように見えるほどでした。

私も剣道経験者なので少しは分かるのですが、学生時代に私が行っていた動きを振り返ると、肩で息をしている（息を吸うたび肩が持ち上がる）状態で、その呼吸の状態が相手に手に取るように分かっていたと思います。間を制することが武道の勝敗を左右するとも言われますから、間を生み出す呼吸が相手に分かるとなると、相手に勝ちを捧げたも同然でしょう。

人間は息を吸った状態では動きの速さ、反応は格段に落ちます。その吸う瞬間に打ちこまれたら、それに反応をして応戦したとしても、息を吸って動作が遅くなった私の身体に相手の竹刀が先に当たっていることでしょう。

剣道では相手と対峙している時「ヤー」とか「オー」とか気合の声を出しますが、声を出しているということはお腹から息を吐いているということです。その声も長さ、強さがその状況によって、また人によってそれぞれ違います。丹田から響いてくる長く強い声は、肚《はら》により力があり安定した動きを生むでしょう。反対に、浅く小さな声では相手に隙《すき》を与える瞬間が増えることが多いでしょう。息を吐いた後、呼吸には必ず小さな間が生まれます。その瞬間に私たちは心と身体の状態を一致させ、一瞬の無の状態をつくりだし、次の吸う息から起こる行動（次の一手）を計画しているのです。

間のない呼吸の人には心に余裕がなく、冷静に物事を見ることができないように思います。呼吸の間を少し意識して生活をしてみましょう。その間が自分の心の平静を生み、次の一手を教えてくれるかもしれません。

スーパー・アスリートの呼吸

「スーパー・アスリートの身体とは？」と聞かれたら、皆さんはどんなイメージをお持ちでしょうか？

筋骨隆々のミケランジェロの彫刻のような肉体。体脂肪率が低く、筋肉それぞれのパーツが独立して、筋肉の美しいカットが見える身体。もしそれが皆さんのスーパー・アスリートの身体のイメージであれば、残念ながら私の経験とはだいぶ違います。

もちろん体脂肪率が5％で柔軟でしなやかな身体を持つイチロー選手のような選手も少ないながらいますが、スーパー・アスリートの共通点としていえることは、筋骨隆々な身体よりも〝お腹がとても柔らかく、お腹の中にある自分の内臓を自由自在に操ることができる柔和な身体〟なのです。つまり多くのスーパー・アスリートが一見すると少しお腹がポッコリしています。そしてそういう身体のアスリートは、お腹だけでなく全身の関節や筋肉も可動性と柔軟性が高い身体を持っています。もちろんトレーニングをすると腹筋は割れているのですが、腹式呼吸を数回行うと、さっきまでの硬そうに見えた腹筋はどこにいったのかと思うほど、風船のような伸縮自在な柔らかなお腹が出現するのです。そういう選手でとても印象深く思い出す選手が二人います。

スーパースターのお腹は柔らかい

一人目の選手はベースボール・ファンなら誰もが知っているメジャー・リーグ・ベースボールのレジェンド、ケン・グリフィー・ジュニア選手です。彼は22年間の現役生活で四度の本塁打王、七度のシルバースラッガー賞（年間最優秀打撃選手でポジション別に贈られる賞）、一〇度のゴールデングラブ賞（年間最優秀守備選手でポジション別に贈られる賞）を受賞し、2016年には野球殿堂入りした、アメリカ人であれば誰もが知っているメジャー・リーグを代表する選手です。彼とは2009年~2010年シーズンの間に週に一度はトリートメントする機会を得ました。

彼の身体の特徴はお尻からハムストリング（註：大腿裏の大きな筋肉群）の筋力の強さと、背中の柔らかさでした。腰痛経験者は感覚的には理解しているかもしれませんが、お腹と背中は密接な関係があります。私自身、お腹を壊している状態で腰痛をたくさん経験しましたし、その経験から人間の身体は表裏一体だと思ってクライアントの身体を診ています。私の経験からいうと、お腹が硬い状態で背中が柔らかいことはありえないのです。

その考察の通り、仰向けで腹式呼吸を行っている彼のお腹は「大きな風船が中に入っているのでは」と思えるほど大きく膨らみました。呼吸により大きくなったり小さくなったりする彼のお腹の伸縮性には、目を見張るものがありました。

22年という長期間のメジャー・リーグでの彼の高いパフォーマンスは、この呼吸コントロールに支えられていたのだと思います。

もう一人はメジャー・リーグで25年間活躍し、49歳と151日でメジャー・リーグ最年長勝利の記録を達成、通算269勝をあげ、シアトル・マリナーズでは1996年から2006年の10年間プレーしたジェイミー・モイヤー投手です。

彼はとても頭のキレる選手で、私は彼からも多くのことを学びました。そのモイヤー投手とは2004年から2006年の間、5日に一度のペースで身体を診る機会を得ました。

彼の身体もとても特徴的で、筋肉は素晴らしく柔軟性があり、お餅のようでした。仰向けでリラックスし、呼吸している時の身体全体の筋肉、筋膜は稀《まれ》に見る柔らかさで、彼のお腹周りは呼吸によって別の生き物であるかのように自由に動いていました。

この二人の選手とも、メジャー・リーグで20年を超えて素晴らしい成績を残し、大きな怪我をすることもなく選手生活を過ごしました。パワーもあるケン・グリフィー・ジュニア選手、技巧派であったジェイミー・モイヤー投手。どちらもメジャー・リーグで活躍するために必要なトレーニングはしていましたが、彼らの素晴らしい点は呼吸が深いところでコントロールでき、腹壁を柔らかくも硬くもできる身体をつくりあげてきたことだと思います。

多くの選手がトレーニングをすることで、腹筋を固め、腹壁を硬くして脱力のできないような身体をつくっていくなか、彼らは呼吸を使って緩めることも締めることもできる身体をつくりあげていたのです。

横隔膜を機能的に使えることで、結果パフォーマンスが向上する

私が2004年にシアトル・マリナーズにアスレティック・トレーナーとして雇用される前年のシーズン、長谷川滋利投手（2002年から2006年までマリナーズ在籍）のパーソナル・トレーナーを務めさせていただきました。2003年のシーズン、彼は防御率でマリナーズ球団記録を達成し、オールスターにも出場した輝かしいパフォーマンスを発揮しました。

その長谷川投手がよくマウンドで深呼吸をしていたことが話題になりました。セットアッパー（中継ぎ）やクローザー（抑え）はとても緊迫した場面で投げることが多く、

先発投手に比べると投球数は少なくても、試合を左右する、ストレス・レベルが非常に高いポジションです。中継ぎを務めていた長谷川投手は「深呼吸」を意識するようになってからパフォーマンスが上がりました。中継ぎとしてマウンドに上がるうえで、精神的なコントロールが求められる場面は多いのです。その点、彼は深呼吸をすることで交感神経と副交感神経のスイッチを上手に入れ替え、心を落ち着かせて集中力を高めて投球していたと思います。

交感神経と副交感神経は自律神経の一部です。交感神経は生命を維持するために身体を活性化させてエネルギーを消費します。差し迫った危険やピンチを脱するために、交感神経が優位になることで、身体を興奮状態にするのです。

逆に副交感神経は身体を回復させる方向に働き、エネルギーを保存・貯蓄します。つまり副交感神経は身体をリラックスさせる際に働くのです。

非常に緊張度が高い中継ぎのマウンドで、長谷川投手は深呼吸することで自律神経をコントロールし、高いパフォーマンスに繋げていたのです。

深呼吸は心の集中と安定だけでなく、身体のパフォーマンスにとても大きな影響があります。深呼吸をすることで、体幹の安定に欠かせない横隔膜が刺激され、彼のピッチングの軸の安定は以前より増しました。投手は約18メートル先にある横約38センチ、縦約60センチのストライクゾーンめがけ、ボールをコントロールして投げているのですが、ボール・コントロールにおいて身体の軸の安定は大きなポイントとなります。

投げるたびにボールのリリース・ポイントは同じでも、毎回身体の軸が安定せずに数センチ上半身の位置がずれれば、18メートル先のホームベースに届く頃には、さらに大きな誤差となってしまいます。

長谷川投手は深呼吸をして呼吸筋の主である横隔膜を使い、身体の軸を安定させることによって、ボール・コントロールが向上しました。それと同時に、安定した体幹から投げ放たれるボールの速度も以前より増したのです。彼はメジャー・リーグの投手のなかでは一番と言ってよいほど身体が小さかったのですが、筋肉と関節の柔軟性と呼吸のコントロールを生かし、そのクレバーな投球術で活躍しました。

私はこう断言してもいいと思っています。スーパー・アスリートと言われる選手たちは全員、呼吸が上手、つまり横隔膜を機能的に使えているのです。逆を言うと横隔膜を使えない選手たちはスーパー・アスリートにはなり得ないのです。

もう一人の打撃の神様

野球界で「打撃の神様」と言えば川上哲治氏を指す代名詞なのですが、もう一人打撃の神様と言われていた選手がいます。榎本喜八という選手をご存知の方はかなりの野球ファンか、現在60歳を超えていらっしゃる方なのではないでしょうか？

これまでの野球界で優れたバッターを挙げてくださいという質問に、日本野球の名球会に属するレジェンドたちが必ず出す名前が榎本喜八選手なのです。

現役時代、彼は味方の攻撃時に自分の打席以外の時間はベンチやベンチ裏で座禅を組み、次の自分の打席の準備をしていました。これはほかの選手からすると奇行だと取られることが多かったようですが、彼の打撃の成績はもちろん、打撃哲学にはほかの選手が口を挟むことができないほど高いレベルにありました。その至高とも言える打撃理論を持っていた榎本選手のなかで、どのようなことが起こっていたかは分かりませんが、私が思うに彼は瞑想（呼吸法）を使って集中力を高めていたのでしょう。

もちろんその時、対戦投手の投球動作をイメージしたり、これから起こる未来を予測したりとイメージ・トレーニングをしていたのかもしれませんが、私はそのことより自らの呼吸と動きを繋げるというルーティーン・ワークを行っていたように思うのです。

それでは呼吸と動きを繋げる、合わせるとはどういうことでしょうか？

呼吸に動きを繋げる

選手にトレーニングを教える時に見本を見せることがあります。選手に私が行っているエクササイズを真似てもらい、そのエクササイズのポイントを理解し、体感してもらい、その動きを再現できるようになることがゴールになります。

ほとんどの選手は最初そのエクササイズの形ばかりにこだわってしまいます。例えばサイド・プランクというトレーニング・エクササイズがあります（図②参照）。横向きに寝て下側の肘と足で身体を支えながら、胴体と骨盤を浮かすエクササイズです。身体の横の部分を使って体幹を安定させる目的があるのですが、選手たちに私が行った形を真似してもらいます。

もちろんエクササイズの形はとても重要ですから、入り口として形を理解することは大切です。しかしながら形をつくることだけにフォーカスすると、そのポジションに身体を固定することだけに意識が向いてしまいます。その結果、サイド・プランクでは上半身を支持している肩に過剰に体重が乗り、硬直してしまいます。同時に重い頭を支えるために首が硬直し、呼吸が浅くなり歯を食いしばり30秒もしないうちに顔が真っ赤になってきます。その状態から息の切れたか細い声で「あと何十秒ですか?」と聞いてくることがよくあります。

身体を自由自在に操作できるようにするためにトレーニングをしているのに、呼吸は止まり身体が硬直したよ

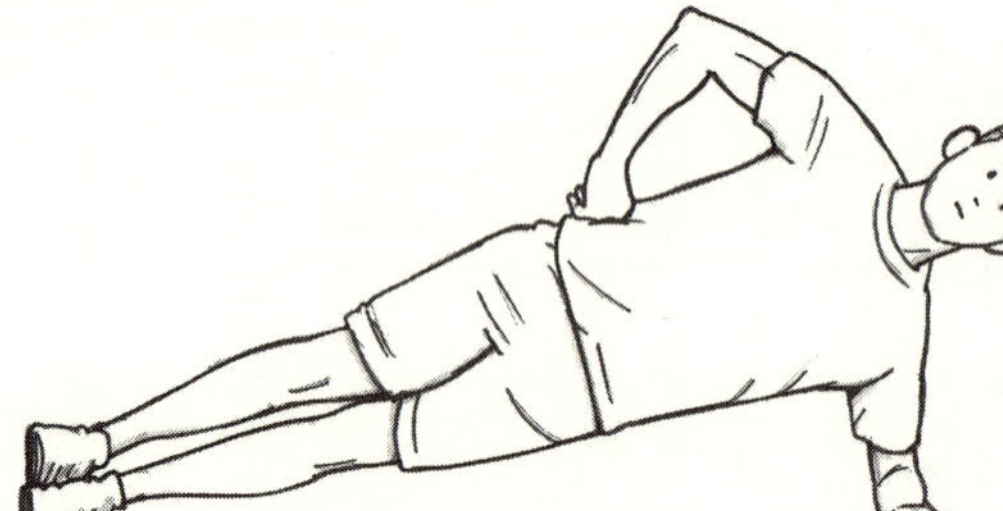

図② サイド・プランク

うな状態では、何のためにエクササイズをやっているのか分からないのですが、これが現実です。

そして選手からの次の質問は「この動きの時の呼吸は吸うのですか？　吐くほうがいいのですか？」です。そのような質問がきた時、私はエクササイズをやる時は口を緩ませた状態で行うように指導しています。口元は唇が軽く触れる程度に閉じ、奥歯の間には紙1枚くらいの隙間を開け、舌の力も楽にして口の中の空間が広い状態をつくります。いつでも口を開けて楽に声を出せるようにすることが大切です。

そのために私は、サイド・プランクなどのエクササイズをさせる時は会話をしながら行います。２名以上のグループになると「しりとり」や「クイズ」を行うこともあります。

声を出したり会話ができる状態でのエクササイズは、不必要に身体を締める動きが起こりづらくなりますし、声を出しているほうが横隔膜が刺激され、身体の安定性もとても高まります。

最初に選手に「それでは、この状態で『しりとり』を始めます」と言うと、ほとんどの選手はびっくりして「できませんよ」と言います。それでも「試していいのでやってみよう！」とさせてみると、数秒後には「こっちのほうがしんどくない」と言って、これまでの自分の呼吸について考え始めます。

このようにエクササイズ中に声を出す、音を出すことを加えることで、自分がこれまでどれだけ無意識に呼吸をしていたかに気づけます。同時に、呼吸に意識が向き、呼吸が変わることで自分の動きのコントロールが変化してきたことに気づくのです。

しかしながら、多くの選手を見た経験で感じるのは、現実としてほとんどの選手が「動きのリズムに呼吸を合わせている」ということです。つまり自らの動きが速くなると、必然的に呼吸も速くなってしまうのです。

呼吸のリズムが速くなるということは、交感神経が優位になりやすい状況を生んでしまいます。

本来であれば集中力と同時に判断力を高めるために冷静な状況を生む副交感神経を優位にしてあげたいのです。それなのに動きが速くなるに伴い呼吸まで一緒に速くなってしまったら早い段階で身体に多くのストレスを感じますし、動き自体のレベルも上がっていきません。できれば選手には〝呼吸に動きを合わせてもらいたい〟のです。

美しいパフォーマンスや成功したパフォーマンスを見ていると、速い動きのはずなのになぜか一つひとつの動きが明確にまるでスローモーションの動画のように見える時があります。そんな時、おそらくそのアスリートの呼吸はゆったりと深く優しい状態が保たれ、その呼吸に合わせて動作が行われているのだと思います。

悠然《ゆうぜん》とした呼吸が素晴らしく人を魅了するパフォーマンスをつくりだしているのではないでしょうか。

呼吸トレーニングのステップ

それではどのようにして呼吸コントロールのレベルを上げていけばいいのでしょうか？

まず初めに腹式呼吸ができるかどうかを試します。

仰向けになりリラックスした状態で行います。この時足は伸ばしてもいいですが、膝を立てて行ったほうがお腹の動きを観察しやすいと思います。

しっかりと息を吸った時にお腹に空気が入り、お腹の位置が高くなるように一定のリズムで行うようにします。最初は5秒吸って5秒吐きます。それから少しずつその呼吸の時間を長くしていきます。最終的なイメージは20秒で吸って、20秒で吐く呼吸を10回繰り返します。これが最初の呼吸のコントロールのステップになります。

次のステップとして、息を吐く時間を長くしていきます。最初は5秒吸ったら10秒吐くようにしてみましょう。「吸う：吐く」の割合が「1：2」になるようにして、徐々に呼吸そのものを長くしていきます。最終的には15秒吸って30秒吐くようにしていきましょう。

さらに次のステップでは、最初に行ったように息を吸った時、お腹が膨らみますが、吐いた時もそのお腹の膨らんだ高さをキープできるように息を吐いていきます。ここでは吐いた時にお腹の膨らみをキープすることがキモになります。とはいえ、首や胸、顎《あご》をガチガチにさせたり、お腹を膨らませたいがために腰を反らせてお腹を突き出したりするなど、身体を硬直させて無理にその形をキープするのは間違いです。

最初の二つのステップでは、息を吸ってお腹が膨らみ、お腹がゆっくりと下がることで息を吐くことができました。しかしこのステップではお腹を下げて息を吐くことができません。となると、どこが動くことで息を吐くことができるのでしょうか？

ポイントは肺を囲んでいる肋骨を動かすことです（図③④参照）。息を吸ってお腹が膨らみ、そのお腹の膨らみを保った状態で、ゆっくりと肋骨が床の方にそしてお臍の方に少しずつ閉じながら動いていくのを感じてみましょう。小さな細い呼吸でも結構です。息を吐いて肋骨が下がれば下がるほどお腹が持ち上がる感覚です。肋骨の間、裏側の力を抜くことで肋骨が

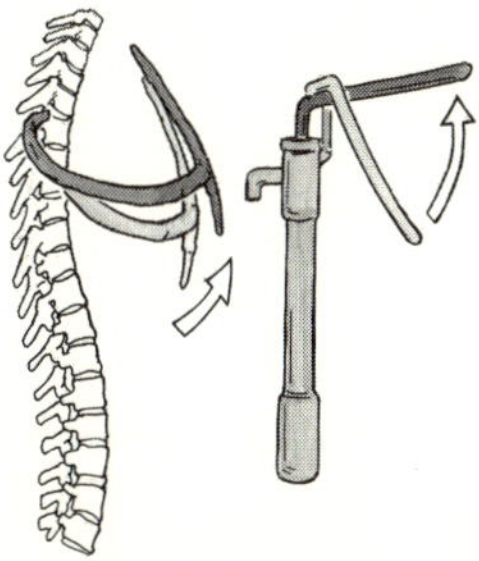

図③　背骨と肋骨を横から見た図　肋骨の上部（第１～第５あたり）は上下前後に動きます。井戸で水を汲む時に使うポンプのハンドルのように上下に動きますが、前後にも動くことが特徴です

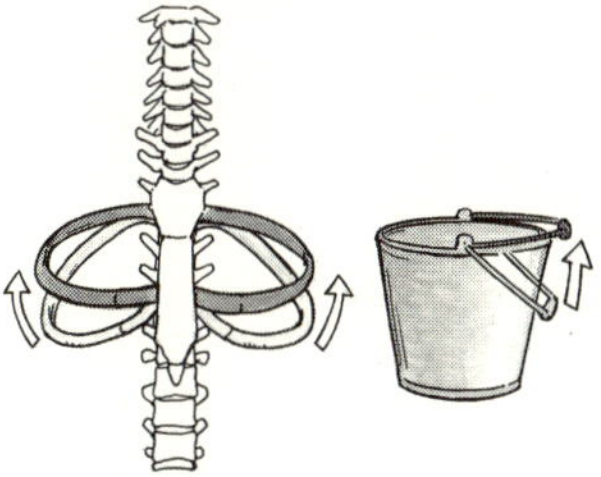

図④　胸骨、肋骨、背骨を正面から見た図　肋骨の下部（第６～第10あたり）は上下左右に動きます。バケツのハンドルのように上下に動きますが、横にも開いていくのが特徴です

閉じ、肺の中にある空気が押し出されていく。この呼吸を通して、リラックスできているると心身ともに感じながら行っていきます。

これらを繰り返すことで徐々に呼吸のレベルを上げていくことができます。

コラム1 結果的に健康になる！

クライアントの方に「肺には筋肉がないので、直接呼吸ができるわけではない」と言うと、皆さん驚かれます。また、横隔膜の下に複数ある内臓にも骨格筋のような筋肉はありません。胃や腸のように食べ物を消化し、蠕動《ぜんどう》運動を促す筋肉はありますが、基本的に内臓自体が動くような筋肉はないのです。

しかし身体は基本的に頻繁《ひんぱん》に使えば活性化し、使わなければ衰えていきます。動かなければ血液があまり送り込まれず、代謝が悪くなっていくのです。とくに「第二の脳」と呼ばれる腸はたくさん動かして代謝をよくしていきたいものです。

ではどうやったら筋肉のついていない内臓器官を動かせるのでしょうか？

答は簡単です。普通に呼吸をすればいいのです。空気を吸う時に横隔膜が下がることでお腹が膨らむのですが、横隔膜に押されて動くのが内臓たちなのです。

内臓たちはなんと10センチから15センチも呼吸によって動かすことができるそうです（『内臓力を高める「ゆる」呼吸法』〈高岡英夫著　ベスト新書〉より）。これだけ動かすことができれば内臓たちも代謝が上がり、消化機能はもちろん、免疫機能などが向上するでしょう。代謝が上がることによって、脂肪の燃焼が促されますし、お腹周りを直接動かすことによって内臓脂肪も減っていくと思われます。

「痩《や》せなくちゃ」とお腹を凹ませていたら、一時的には痩せるなどの効果があるかもしれません。しかし、ここで説明した呼吸による内臓の働きへの助けは得ることはできず、健康的な身体を手に入れることはできないでしょう。

日々正常に呼吸をすることだけで思わぬ効果が出てきます。そして代謝も上がりやすくなり、結果として無駄《むだ》な脂肪が減り、健康に繋がっていくのです。

第二章

スーパー・アスリートは横隔膜を使いこなす

なぜ今呼吸なのか？　正しい呼吸とは？

一流のアスリートや武術家は呼吸が一様に上手で、呼吸とパフォーマンスは非常に密接な関係があると第一章で述べてきました。それでは一体どんな呼吸が正しい呼吸なのでしょうか？

我々人間は生まれた時から生きている限り欠かさず呼吸を続けています。食事をしなくても水を飲まなくても数日は生き延びられますが、5分も呼吸を止めてしまえば私たちの身体は正常に機能できません。酸素が細胞に届かなければ死に向かうのです。

そのため私たちの生命を守るために、脳の指令により、普段意識していなくとも呼吸は続けられます。胃や腸は取り入れた食物を無意識に蠕動《ぜんどう》運動によって消化、吸収していきますが、私たちが意識的に胃腸の蠕動運動を起こすことは不可能ですし、同じように心臓の心拍数を意識的に上げようとしても上がりません。

このように呼吸器以外の臓器は自分の意志で動かすことができません。一方、呼吸は普段無意識に身体が勝手に行っていますが、私たちの意志に基づいて意識的に行えます。

呼吸はこのようにほかの生理機能とは少し違う特性を持っているのです。

その呼吸で大切な役割をしているのが、呼吸筋の一つである横隔膜です。この横隔膜の動きというのは身体の中でも珍しく、意識と無意識の両方に位置していると言われています。腕や足の筋肉たちは意識すれば、例えば「歩こう」と思えば足は出ますが、何も欲求がない時常に動いているわけではありません。でも呼吸は私たちが無意識でも、とくに指令を出していない時でも横隔膜の働きを中心に常に動いているのです。

横隔膜はリラックスした状態だとドーム状の形をして肋骨の底部を文字通り〝膜〟とし

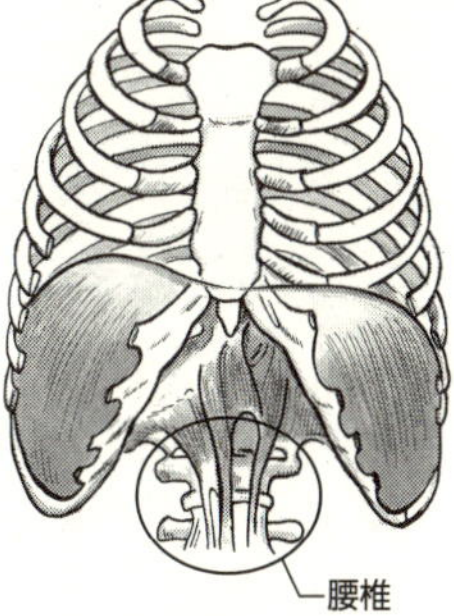

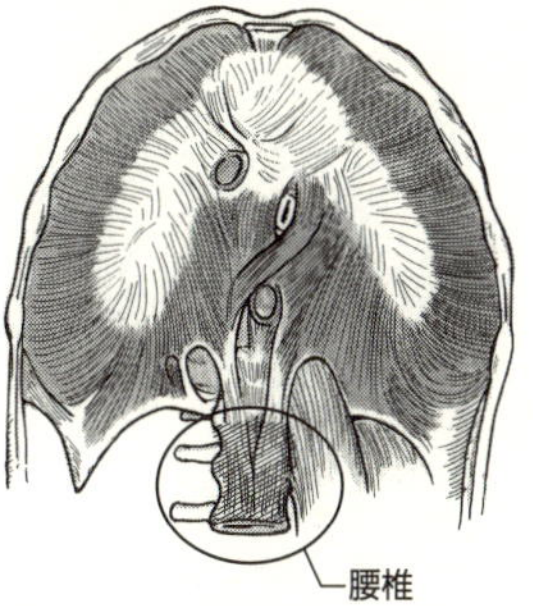

左：図⑤　横隔膜を正面から見た図　胸骨と肋骨の下の部分から後ろへ盛り上がり背骨の前に付着し、ドーム状の形状をしています
右：図⑥　横隔膜を下から見た図　三つの穴（上から静脈、食道、動脈）が開いており、最終的に腰椎の前に付着しています

膜とは言いますが、れっきとした筋肉ですので緊張もすれば弛緩《しかん》もします。ドーム状の横隔膜が緊張し筋繊維が収縮すれば短くなり、ドームの天井は下に引っ張られて下がります。この横隔膜の動作により肺に空気が流れ込み、息を吸うことができるのです。反対に横隔膜が弛緩すると筋繊維が伸長し、ドーム状の屋根が上に戻ります。肺の中の空気は肺の下にある横隔膜によって自然と押し出されて、息を吐くということになります。

横隔膜は呼吸機能においてメインの筋肉、主呼吸筋と呼ばれています。しかしこの横隔膜の機能が、日常のストレスや身体の間違った使い方、喫煙や大気汚染、疾病など様々な理由によって制限されてしまい、主呼吸筋としての活動に影響が出てくる場合があります。

通常は主呼吸筋である横隔膜の働きによって体内の酸素と二酸化炭素の交換が円滑に行われています。体内の酸素と二酸化炭素の交換が円滑に行われないと――酸素が多すぎたり、二酸化炭素が少なすぎたり――、体内の細胞のpH（ペーハー）レベルに影響が出て、体内の状態が酸性やアルカリ性といった細胞にとっては快適でない状況をつくりだしてしまいます。呼吸の大切な役割は、大気という外の環境から酸素を取り込み、その酸素を体内の細胞に送り届けること。それと同時に、体内で酸素を使った細胞から排出された二酸化炭素を体外に吐き出す調整もしています。糖尿病や内臓系の疾患の人はこの酸素と二酸化炭素のバランスが崩れている人が多いと言われています。

横隔膜の働きの低下は酸素の摂取量と二酸化炭素の排出量のバランスを乱すことになるので、それを避けるために副呼吸筋と呼ばれる首の周りや胸や肩周囲にある筋肉を使い、なんとか呼吸を維持しようとするのです。胸式呼吸の弊害はよく言われますが、首や胸周りの筋肉を多用することにより呼吸が浅くなるだけでなく、横隔膜の動きを制限してしまうために、自律神経が乱れやすくなるのです。大切なのは肋骨下部についている横隔膜を使った呼吸ができる身体でいることなのです。

呼吸のための横隔膜

先にも述べましたが、呼吸というと肺自身の動きによって空気を取り込んでいるイメージを持っている方が多いかもしれません。しかし肺そのものには筋肉は付着していませんので、肺だけで動くことはできないのです。肺が動くのは、肋骨の下の部分で肺の土台のように付着する横隔膜という筋肉の働きによるのです。横隔膜が上下することでピストンのように肺の空気を出し入れしているのです。

もう少し詳しく説明しましょう。横隔膜は筋肉ですから緊張していない時——収縮していない時——は、筋繊維は長くなって緩んだ状態で、肺のすぐ下でドーム状の形をしています。横か

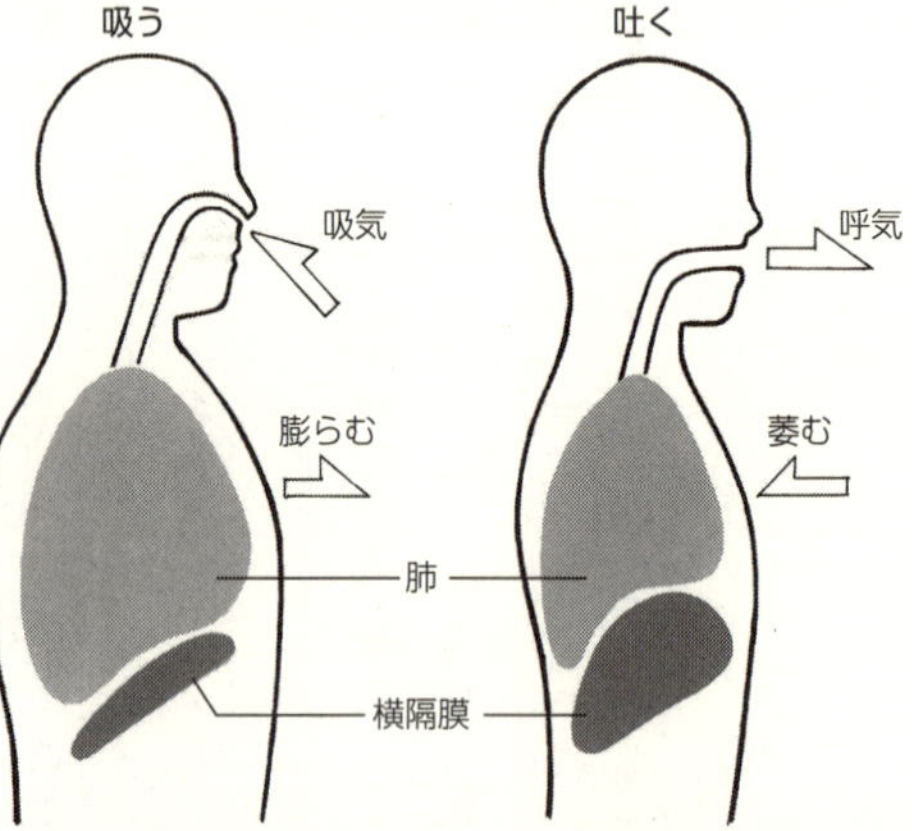

図⑦　**肺に空気が出入りする仕組み**　息を吸うと横隔膜が収縮することでドーム状の屋根が下がります。それにより肺が下に引き下げられ、陰圧によって肺に空気が入ってきます。反対に、息を吐くと横隔膜は弛緩して持ち上がります。すると肺の中の空気が押し出されて息が吐けます

ら見ると前側のみぞおちのあたりから後ろ側の背骨方向に少し上に向かって半円を描いているように見えます。この横隔膜の構造により肺は上に押し上げられ、肺の空間は狭まり、肺の中には空気が少なくなる、これが息を吐いた状態です。

反対に息を吸う時は横隔膜が緊張して、筋繊維が収縮し短くなります。ドーム状だった横隔膜の筋肉が収縮することでドームの屋根が引き下げられ肺の中の圧力が低下します。すると物体は圧力の高いところから低いところに移動するという原理にしたがい、肺の外（身体の周りの空間）の圧力の高いところから圧力の低い肺に空気が流れ込んでくる仕組みになっているのです。

このように自分の力で収縮できない肺の代わりに、横隔膜が収縮と弛緩を繰り返すことにより、身体は酸素と二酸化炭素の交換を円滑にすることが可能になるのです（図⑦参照）。

今度は横隔膜の下に注目してみましょう。肺は肋骨によって守られ下から横隔膜に覆われています。その横隔膜の下には多くの臓器が存在しています。肝臓、腎臓、腸、膵《すい》臓《ぞう》、生殖器などなど。皆さんが思いつく主な臓器のほとんどが横隔膜の下、お腹の中に存在しています。これらの内臓たちは骨によって守られている肺とは異なり、腹膜や腹筋群といった軟組織によって守られていて、流動的で動きのある容器に入っていると言えます。

先に述べたように息を吐く時には横隔膜がドーム状の形に戻り、その下にある内臓たちのためのスペースが広がります。しかし息を吸う時には横隔膜が下がってきて内臓たちのスペースが少なくなります。横隔膜の下にあるこの空間自体が柔らかいもので覆われているため、呼吸の出し入れによりお腹周りは様々な動きの変化をします。お腹の中にある内臓は骨や関節のように決められた定位置にあるものではなく、大きな水風船の中にそれらの臓器が浮遊しているような状態でいます（もちろん横隔膜から繋がる靭帯《じんたい》などで、臓器の位置はある程度決まっています）。そのため呼吸をして横隔膜が上下に動くことにより、お腹の中の浮遊している内臓が様々な方向に動きます。

先にお腹は柔らかく伸縮性が高いほうが良いと書きましたが、右のような横隔膜の下の構造により、普通に呼吸をしていれば人間の身体はお腹が膨らむように出来ているのです。人間にとって肺や心臓と同じように大切な内臓たちがなぜ骨という硬い構造で守られていないのか？　それは呼吸のためにより自由なスペースを確保するためだったと考えています。

なぜ横隔膜の機能が低下するのか？

正常な呼吸の仕組み、横隔膜の役割について述べてきましたが、今の時代、正常に呼吸ができている人がどれだけいるでしょうか？　後に述べますが、例えば女性は横隔膜の動きが制限されやすく、副呼吸筋（肩や首周りに付着する筋肉）を使って呼吸することが多いようです。また男性はストレス・レベルが高かったり、胸を張った状態が常態化することで息が十分に吐けず、横隔膜が過緊張状態にあるようです。このような横隔膜の機能の低下はどのようにして起こっているのでしょうか？

横隔膜の機能低下には二つの要因が考えられます。

一つは横隔膜の筋力低下。私たちの身体の機能は使われなければ失われていきます。筋肉も同じで、使われずにリラックスしたままであれば筋力はどんどん落ちていきます。

身体の機能はとてもよく出来ていて、どこか一か所が過剰に働くことで、本来であれば働くはずの場所がお休みに入ってしまうことがあります。

例えば胸式呼吸で胸や首周りの副呼吸筋ばかりを使う呼吸をしていたら、本来の横隔膜を使う呼吸自体を忘れてしまうのかもしれません。胸式呼吸になる要因は様々ですが、女性に多いのが、お腹周りを少しでも細く見せたいがために細いパンツをはいたり、お腹を固めてウエストを細く見せようとしたり、コルセットで腰周りを固めてしまったり……そういったことでお腹での呼吸を制限してしまう人です。その結果、人間本来の横隔膜を使っての呼吸ができない人が女性に多いのです。

二つ目は横隔膜の過緊張です。心の緊張などで横隔膜がリラックスせずに筋組織の緊張状態が続けば、空気を吐き出すことができません。吐き出されずに残った空気が肺の中にある状態では、次に息を吸うことは難しくなります。

コップに入った水を半分だけ捨てたものと、コップに入った水を全部捨てたものがあった場合、次に入れられるお水の量には大きな違いが出るのが想像できると思います。肺の中の空気も同じことで、肺からしっかりと二酸化炭素を吐き出すことができなければ、次の吸う量が制限され体内のpHレベルが乱れ、横隔膜の緊張が継続されてしまいます。

横隔膜の緊張が続く要因は様々ですが、よく見かけるのが胸を張ることで肋骨が前に飛び出た状態で固まってしまっている身体（図⑧参照）。この場合、肋骨の下に付着している横隔膜は肋骨の四方（とくに前方）に引っ張られ、横隔膜が常に緊張した（息を吸い続けている）状態をつくってしまいます。つまり肋骨の位置が広がって固定されているために、息を吐こうと横隔膜を緩めることができなくなり、空気はたくさん肺の中にあるのだけれど吐ききれない――新しい空気との交換ができないのです。このケースは男性に多い傾向にあります。

なぜこのように横隔膜の機能が低下してしまうのでしょうか？　最初に考えられるのは繰り返しますが、精神的なストレスでしょう。人間は過剰なストレスに晒《さら》されると、

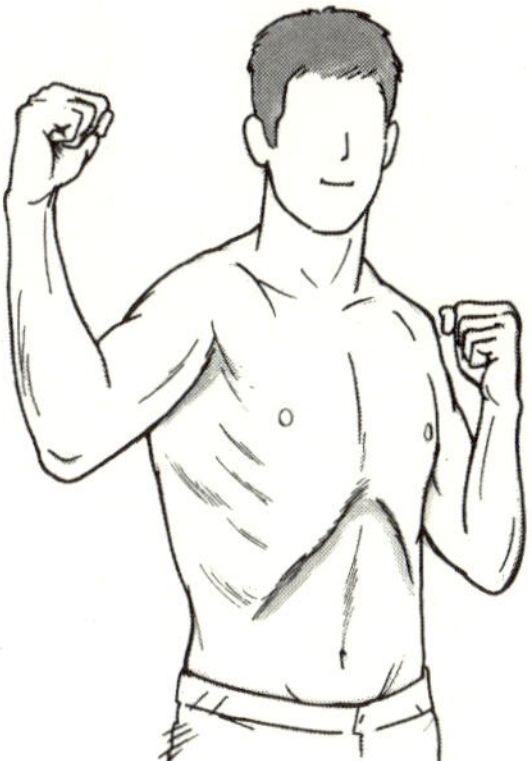

図⑧　開いた肋骨　肋骨が広がっているかは鏡の前に立つと分かります。図のように肋骨が浮き出ていませんか？　腕を持ち上げるとよく分かります

アドレナリンなどのホルモンが分泌されることにより交感神経優位になります。それにより闘う状態をつくりだし、ストレス状態を切り抜けようとします。

しかし、ストレスがかかった状態が続けば、交感神経優位が続いて身体の緊張が高まり、小刻みに浅い呼吸が継続します。この状態では吐く、すなわち副交感神経優位の状態をつくることは難しく、本来であれば吐くことで排出していた二酸化炭素が身体の中により多く残ることになります。そこで本能的に人間は、二酸化炭素と酸素の量のバランスを取るために、より多くの酸素を身体に取り入れようとします。その結果、首肩周りにある副呼吸筋を使えるように体勢や姿勢を変化させていくのです。その影響で頭の位置も前に引っ張り出されるなど姿勢が変化してきます。

女性に肩周りの緊張による頭痛が多いのは、横隔膜を使って十分に呼吸ができないのを補助するために、首肩周りの副呼吸筋を多用することが要因のように思います。首周りの緊張は、首の後ろにある頭への血流を送り込む大きな血管の流れも阻害しますので、体内に酸素は送られない、酸素を運ぶ血液も脳に届かない、だから少しでも多くの酸素を取り入れるために副呼吸筋を使って呼吸の補助をする、首周りの緊張が高まる――という悪循環が起こるのです。

次に考えられるのは運動不足です。単純なことです。大人になってしまえば、子供の頃のように野山を駆け回って「はーはーぜーぜー」とたくさん呼吸をするチャンスを失ってしまいます。運動量が低下すると、横隔膜はとりたてて動く必要がなくなります。呼吸の機能を円滑にするには呼吸筋の働きが大切です。先にも書いたように筋組織は使われなければ失われていきます。無意識に行われている呼吸も筋肉の働きによって行われているので、呼吸筋を使うことをしなければどんどん呼吸の働きは鈍化していくのです。

20代の頃であれば10分ほど駅から会社まで軽く小走りできたのに、40代の今では１００メートルも小走りをすると、呼吸が苦しくなり足ががくがくして走るのを止めてしまう……。日常的に自分の身体を動かしていない人は、そんな経験をしているのではないでしょうか？　歳を取ったから自然の摂理で呼吸機能が失われているのではなく、ただ単に使っていないことによって失われていっているだけですから、意識をして身体機能を使うことが大切になってきます。

また横隔膜には呼吸機能のほかに体幹の安定性を生み出す役割もあります。運動不足は横隔膜を使った体幹の安定性も低下させてしまいます。昔は農作業や日常で起伏のある道のりを歩くといった、横隔膜を使った体幹の安定性を育てる生活の活動がありました。しかし、椅子に長時間座ったままの作業やエスカレーターやエレベーターでの昇り降りなど、現代の便利で快適な環境では、日常生活における体幹の安定性を促す活動は少なくなっているのかもしれません。呼吸を通して、または身体を使った体幹の安定性のために横隔膜を使うことがなければ、ほかの筋肉同様、横隔膜の筋力は衰えていくでしょう。

最小限のエネルギーで、最小限の活動をするためだけに浅い呼吸を繰り返す日々は、健康を害するだけでなく、身体の機能の可能性を見捨てるのと同じことなのではないでしょうか?

運動不足に加えて、現代社会では同じ姿勢でじっとしていることを求められます。肩こりの原因と言われることの多い、長時間パソコンに向かっての仕事やテレビの視聴、自動車の運転などです。目を多用すると、肩や背中周りに緊張を生みます。目が疲れてくるので気を付けてはいるのだけれど、いつの間にかパソコンの画面に顔が近づき、肩が凝ってしまった経験はありませんか？　不思議なことに身体は目で追っているものの方向に動いていく傾向があるようです。

話は脱線しますが、私はアメリカにいた時、長時間運転をして旅をしたことが何度もあります。そこでは日本では見られないような光景に何度も目を奪われます。時にはあまりにも大きなトレーラー・トラックや隣を走る日本では考えられないくらい長い貨物列車に見とれたりすることもあります。ふと視線をそらすと――危ないですが――車が見ているものの方向へ動き、気づいたら車線の枠ぎりぎりのところまで来ていた……皆さんはそんな経験はありませんか？　アメリカの4～5車線ほどあるハイウェーだから大丈夫だったのかもしれませんが、ハンドルを握る手を動かしているつもりはないのに、見ているものの方向へ車が動いていく。無意識のうちに身体は視線の方向へ動く現象の一例です。

人間は動物ですから、基本的には休んでいる時以外は動いているほうが楽です。一か所でじっとしていれば、凝り固まってしまいます。パソコンの画面をじっと見つめている場合は、身体の部位は固定された状態で横隔膜もそれが付着する肋骨も大きく動く必要がありません。身体を動かしてエネルギーを消費する必要がないのなら横隔膜を使う必要もなくなります。その結果として呼吸の流れが低下し、身体に不調が起こるのです。このような現代の生活によって横隔膜の機能が低下しているからこそ、改めて呼吸の大切さを見直し、横隔膜を上手に使うことを学ぶべきなのです。

パラドックス呼吸

パラドックス呼吸（Paradox breathing＝矛盾した呼吸）という言葉を聞いたことがあるでしょうか？　呼吸が矛盾しているという、わけの分からない言葉なのですが、これが実は奥が深いのです。

ここでは主に二つの意味で矛盾した呼吸を取り上げていきます。一つはお腹と胸郭、もう一つは横隔膜の動きにおいて矛盾がある場合です。

本来の呼吸では、お腹と胸郭は同時に同じ方向に動きます。風船のようなもので、息を吸ったら３６０度全体的に膨らみ、息を吐けば全体的に萎《しぼ》みます。つまり、お腹も胸郭も一つのユニットとして機能すべきで、お腹はお腹、胸は胸で別の動きを違うタイミングでしているとしたら、呼吸という一つの目的を達成するのに矛盾がある。そういうことです。

お腹を凹ませて鏡の前でポーズをとっている自分を想像してください。息をはぁ～っと吐きながらお腹を凹ませたものの、肋骨がまったく動かずに固定したままの人がいます。本来であれば肋骨も吐く息とともに身体の中心と下方向に向かって緩むのに、こういう人は肋骨が張った状態でお腹だけを絞り上げるような吐き方をしています。

逆に息を吸いながらお腹を凹ませてポーズをとる人もいるでしょう。これは先に挙げた胸を固めたままで息を吐きながら、お腹を凹ませてポーズをとることよりもタチが悪い。本来息を吸ったら膨らむはずのお腹が凹んでいるからです。

お気づきかもしれませんが、どちらのケースも胸郭が膨らんだままでお腹が凹んでいる状態になります。その際に息を吸っているか、吐いているかが違うだけです。ここに横隔膜の動きに矛盾している点が出てきます。

本来、息を吸ったら横隔膜は緊張し、肋骨は四方に広がり、お腹は押されて膨らみます。息を吐けば横隔膜と腹壁がリラックスするので、お腹は圧力から解放されて萎み、胸郭も横隔膜がリラックスするのに合わせて萎みます。右で触れた、ポーズをとって息を吐いている場合ですが、「息を吐く=横隔膜がリラックスする」はずなのに、緊張した胸郭が横隔膜を収縮させた状態にし、リラックスさせないという矛盾があります。

また同じポーズをとって、息を吸ってお腹を凹ませている場合、本来息を吸った時に横隔膜が下がり膨らむはずのお腹は逆に凹まされ、横隔膜が下からの抵抗により動きにくい状態で息を吸っていることになります。ということは主呼吸筋である横隔膜を使って肺に空気を送り込むことが難しくなるので、胸や首などの副呼吸筋を使って強引に胸郭を持ち上げることで空気を肺に入れていることになります。これも横隔膜の動きに矛盾を生じさせます。

ではどうすればこの矛盾から解放されるのでしょうか？　まずは肋骨をお臍《へそ》のほうに下げるように、優しくゆっくりたくさん息を吐きましょう。「ながーく、ほそーく」できるだけ身体の重さを感じながら空気を吐くのです。風船やストローなどを使うとより深く吐けます。私たちは酸素がなければ生きていけませんから、どうしても吸うほうにフォーカスが行きがちですが、不慣れで苦しくてもたくさん息を吐きましょう。

吐ききったら、鼻からゆっくり吸いましょう。お腹だけでなく胸郭にも同時に空気が入ってくるのを感じるはずです。そして、またゆっくりたくさん吐く。しばらく繰り返せば身体が深い呼吸に慣れてくるのが分かるでしょう。

ここでポイントになるのが、吐ききった後に苦しさのあまり勢いよく吸い込まない程度に息を長く吐くということにあります。息を長く吐ききった後に、吐く時と同じくらいのスピードでゆっくりと優しく深く息を吸い始めることを大切にしましょう。

これを繰り返すことで吸う時には肋骨が膨らみ横隔膜が緊張して、吐く時には肋骨周辺が緩み解放される感覚も分かってくると思います。正常な呼吸をするためにはまずはたくさん息を吐くことから始めます。パラドックス呼吸という矛盾した呼吸から解放されて、安定した呼吸を心掛けたいものですね。

締める動きと解放する動き

「引き締まったお腹」とはよく言ったものです。腹筋が六つに割れた逆三角形のボディ――男なら一度は腹筋を六つに割ってみたいものですが、がっつりアスリートのトレーニング指導をしている私のお腹は割れてはいません。言い訳に聞こえそうですが、わざと割っていないのです。

アメリカでよく言われるジョークがあります。六つに割れた腹筋のことを通称シックス・パックといいますが、同時にアメリカでは一般的にビールは6本ひとまとめにして売られることが多く、この6本1パックになったビールのこともシックス・パックといいます。そこで「俺の腹は六つに割った物を全部まとめて一つにしてあるんだぜぇ!」というジョークがあるのです(つまり外からは一つにまとめてしか見えない腹筋も、実は六つに割れているんだぜということです(笑))。

冗談はさておき、真面目な話、皆さんの腹筋は外からはひとまとめに見えていても、きちんと六つに割れています。誰でもです。ただ表面に出てきていないだけです。脂肪の層があったり、姿勢が悪かったり、単純に筋肉の量が少なかったりと、六つに割れて見えない理由はいろいろありますが、皆さんの腹筋は六つに割れています。それを知ってか知らずか、隠れている六つに割れた腹筋を探すかのように、人知れず鏡の前でお腹に力を入れてボディ・ビルダーのように少しかがんだ格好をしてみる人がいるのです。

六つに割れた腹筋が見えようが見えまいが、自分の身体のことを良く知ろうとすることは恥ずかしいことではありません。どうぞ、鏡の前でポーズをとってみてください。私が強調したいのは、見た目だけでなく、もう少し細かい所まで見てほしいということです。力んだお腹のポーズでは息を吸っていましたか？　吐いていましたか？　肋骨は開いていましたか？　閉じていましたか？

最近私のクライアントさんで多いのは、パラドックス呼吸で説明したようにお腹を凹ませて息を吸うパターンです。確かにお腹は凹んで抉《えぐ》れて細く見えますが、息を吸いながらこの動作を行うことは横隔膜の動きとしては不自然です。

どんな動物でもお腹だけ凹んでいるものはいません。栄養が足りず痩《や》せこけてしまっている場合を除き、犬でも猫でも猿でも象でもイルカでもみんなお腹は丸々と張っており、肋骨だけが浮き出たようにはなっていません。
我々人間が理想とする体形が、お腹を凹ませた状態だとするならば、大げさでもなんでもなく私は人間の行く末が不安になってきます。凹ませたお腹は非常に動きづらく、内臓の動きを阻害するため、生命維持にも、食べ物を消化、吸収する行動にも適しません。

世の中が便利になるにつれ行動量が減り、食べる量も減っています。厚生労働省の国民栄養調査によると1980年には日本人は1日平均2084キロカロリーを摂取していたそうですが、2011年には1900キロカロリーを下回り、約200キロカロリーほど食べなくなったそうです。普通に考えればカロリー摂取量が減っていれば体重も減少するはずですが、体重は増加傾向にあります。その大きな要因は運動量の低下です。先の国民栄養調査によると、1日の平均歩数は15年前と比べて400~500歩減少しているそうです。運動量が低下し、カロリー摂取量も栄養素摂取量も低下しています。それに加え酸素を取り込みにくい身体になってしまったら……あまり想像したくありませんが、身体は不調になって当たり前、現代人はこういう傾向にあります。

私は運動不足やカロリー摂取量の低下は呼吸力にも関係しているのではないかと感じています。呼吸が上手くできず、酸素を取り込みにくいのであれば動かなければいいわけです。また、太りたくないのであれば食べなければいいというロジックも見えてきます。また生活が便利になりすぎ、動きたくなければ動かなくても生きていけるインフラが現代では整っています。

しかし本来人間は動物です。動いて機能するようにデザインされています。後に詳しく述べますが身体が左右非対称なのはそういった理由もあるのです。例えば腸を進む消化物の動きについて考えてみましょう。左右が対称ならばどのようにして腸内を消化物が進み始めたら良いのでしょうか？　非対称で入り口があり、坂道やコーナーがあって、実際に横隔膜や体幹の動きに刺激されてやっと消化物は動く道筋を見つけます。お腹を締め付けて凹ませた状態で、身体を動かさないとすれば、こういった腸内の動きは達成されにくくなるでしょう。

鏡の前でポーズをとって、という話から大分それてしまいましたが、お腹を締め付けて凹ます動きは人間本来の自然な動きを阻害してしまうのです。

1日24時間を練習時間として捉える

先に説明したのは、肋骨を下げながら息を長く吐き、ゆっくりとお腹と胸郭を膨らませるように息を吸う呼吸法でした。

呼吸法と言ってみたものの、何か新しいものを私が発見して皆さんにお伝えしているわけではなく、赤ちゃんを見ればみんなそういう呼吸をしています。つまり、私も含めて皆さんが赤ちゃんの時にはできていた呼吸なのです。

ここで私が伝えたいのは「新しい呼吸法を体得しましょう」ということではなく、「皆さんが赤ちゃんの時に行っていた呼吸を取り戻してもらいたい」ということなのです。

人は24時間に2万回以上呼吸していると言われています。何事も繰り返しが大事と言われますが、間違った呼吸を繰り返せば、私たちの身体は間違ったものを学び続けることになります。その先にあるのは身体の不調や怪我などでしょう。一方で、ここでお話ししたような本来あるべき呼吸をしていれば、皆さんは身体が持つ機能を最大限に発揮することができるでしょう。

カナダのジャーナリスト、マルコム・グラッドウェル氏は何か物事を習熟するまでにかかる時間は1万時間と述べています。3000時間くらいで意識してその物事の基本的なことを理解でき、正しい方法でその物事に取り組むことで、約1万時間（約416日）後には無意識にそれができるようになっているとのことです。

私たちの呼吸は24時間常に止まることなく行われています。この本を読んで学んだことを、今日から皆さんが起きて活動をしている時間、意識して正しく行うことで、1万時間後には無意識に正しい呼吸をできるようになっていることでしょう。ぜひ日々の生活のなかで少しの時間でも自分の呼吸に意識を向けてみてください。

肺は左右で大きさが違う

皆さんは身体を動かしたりトレーニングをしたりする際に左右同じ回数動かしますか？　例えばダンベルを使って肘の曲げ伸ばしをして上腕二頭筋（いわゆる力こぶ）を鍛える際に、左を15回やったら右は何回しますか？　ほとんどの方が左と同じだけの15

回と答えると思います。では、片足ずつ前に足を踏み出すエクササイズであるランジはどうでしょう？　左足で前に15回踏み出したら、右は何回踏み出しますか？　おそらくこちらも同じ数の15回踏み出すと思います。私自身もとくに違和感を覚えることなく、当たり前のように左右同数のエクササイズをしていました。その考えと共通しているのかもしれませんが、仕事で人の身体を見る時も、ケアをする時も、人の身体が左右非対称であると思ったことはあまりなく、身体の左右を同じように見て、考え、扱っていました。

しかしPRIとの出合いによって「人間の身体は左右対称である」という固定観念を打ち破られました。「人間の身体は左右非対称の構造をしていて、トレーニングやリハビリのエクササイズでも左右同じ数だけ、同じ方法でやる必要はない」というPRIの考え方に衝撃を受けました。

最初にこの考えを聞いた時は、理解できるようなできないような不思議な感覚がありました。長い期間「人間の身体は左右対称である」という固定観念を持って仕事をしていた私にとって、左右非対称を前提に怪我の症例や機能的なトレーニングを考えるのは難しいように思えました。しかしながら、解剖学的に身体を見ていると、その考え方が少しずつ理解できるようになってきました。

人間の身体の構造が左右でどう違うかを考える時、私は骨格や筋肉を見ていました。そこに落とし穴があったのです。人間の身体の内部を覗《のぞ》いてみると、たくさんの内臓器官が存在しています。胃の大きさは右側と左側で少しずつ変化し、右の肺と左の肺の大きさも異なります。横隔膜の左側の下には脾臓《ひぞう》が存在し、右側には胆嚢《たんのう》が存在します。そうやってこれら数多くの大切な内臓はお腹の中で左右非対称に収められています。

さらに心臓は左の横隔膜の上で強く脈をうち、私たちの身体の中で最大の臓器と言われる肝臓は右の横隔膜の下で静かに消化を促進したり、血液の浄化をしたりするために働いています。この二つの臓器を比べてみただけでも非対称ですが、肺も左右で違っています。肺は葉《よう》と呼ばれる空気の入る部屋で区切られていますが、右肺には3葉あり、左は2葉です。左肺が2葉しかなく、やや小さめであるのは同じ左側の胸郭に心臓があるため、そのぶん肺のスペースが狭くなっているからと考えられています。つまり右側の肺と左側の肺では酸素の出入りする量に違いがあるのです。

また横隔膜の右下に位置する肝臓は大きくて丸い臓器ですが、この肝臓の容積と丸さにより右側の横隔膜は押し上げられていて、左側の横隔膜よりも少し高い位置にあるのです（P71図⑤参照）。

このように胸郭や腹部に位置する内臓の大きさや位置が異なるために、左右の横隔膜の働きに違いがあるというわけです。

皆さんも呼吸をする際、右側と左側の息の吸いやすさの違いや左右の胸郭の動きの違いなどにも目を向けてみると良いでしょう。

ここで話を戻して横隔膜の左右非対称性について考えてみましょう。横隔膜がより機能性を保つためには、横隔膜のドーム状の屋根がしっかりと高い位置にあり、リラックスできていることが大切です。右側の横隔膜はそのすぐ下にある肝臓の丸い形のおかげでドーム状の形を保ちやすくなっているので、より高くリラックスした位置を保持できます。そのため、息を吸い、屋根が平らになるまでの距離が長く、より多くの呼吸を取り入れることができます。

反対に左の横隔膜は上に心臓があるため、上から押し潰され、屋根が少し低く平らな状態になりがちです。すでに横隔膜が下がった状態では、息を吸う際に横隔膜をさらに下げて肺を広げるのは至難の技です。ゆえに、左肺は取り入れる呼吸の量も少なくなりがちです。

さらに左側は上にある心臓の関係で、息を吐いて横隔膜を押し上げてリラックスをしたくても、右側ほど緩めるのは困難です。左側の肺でたくさん息を吸い込んだものの、横隔膜の戻りが少ないと、肺の中にある二酸化炭素を完全に排出しようとしても、深く息を吐くのは難しいのです。

実は二酸化炭素は体内で大切な役割をしています。適度な二酸化炭素の量は細胞がストレスに強くなるためには必要とも言われています。とはいえ、過剰な二酸化炭素は体内の細胞にとって、活動を阻害する要因となります。酸素と二酸化炭素のバランスを保つために、不要な二酸化炭素をしっかりと吐き出すことが大切になるのです。

「内臓の位置関係が横隔膜の位置、そして呼吸に非対称的な影響を与える」とお話ししましたが、横隔膜そのものにももちろん左右差があります。心臓によって上から押さえられている左側の横隔膜は右側より面積が小さくしかも薄く出来ています。また横隔膜は胸の中心にある胸骨の一番尖端のみぞおち部分（剣状突起）の裏側から後ろに向かって半円を描き、腰椎とその椎間板に辿り着きます。横隔膜から伸びたこの部分を脚《きゃく》と呼び、これは皆さんも良く知っている腱《けん》のようなものです。この横隔膜から伸びた腱も、右側の腱のほうが長く、腰椎のより下の骨の部分まで付いています。それに対して、左側の腱は脊柱の骨一つぶん短い上の位置に付いています（P71図⑤⑥参照）。

ここまでの話をまとめてみると、

①右側の肺のほうが葉が一つ多い（右は3葉、左は2葉）。

②横隔膜は右側が面積も大きく厚く、さらに肝臓のおかげで高い位置にドーム状の形を維持しやすい。

ということになります。それゆえ、呼吸機能の右側は、横隔膜の位置的にも、そして構造的にも圧倒的に有利な状態にあると言えるのです。

なぜこれだけの差が生まれるのでしょうか？　人間の起源にも迫る深い疑問ですが、左右が非対称なのは人間だけではありません。同じ哺乳類に属するザトウクジラは海の底で餌を飲み込む時は右側を好み、キツネザルは餌を掴む時は左前足を使うそうです。

人間に近いところでは、チンパンジーは左手で木の枝を持って身体を支えながら、右手で餌をもぎとり食べると言われています。このように動物たちを観察してみると、その種の構造に見合った身体の使い方をしていると考えられます。

私たち人間は呼吸機能から見ると、構造的に右側が優位であり、右側で呼吸しやすく、右側の安定性が生まれやすいのです。そのため、右側に重心を置く傾向にあるというわけなのです。

左右非対称を前提としてのスポーツ

身体的構造の左右非対称は先に書いた通りですが、それを知ってか知らずか多くのスポーツ種目にも左右非対称の影響と考えられる状況が見受けられます。

陸上競技場のトラックは左回りなのは皆さんもご存知だと思いますが、古代オリンピックでの競技場でのトラック種目は左回りとは決まっていなかったと聞いています。

何度も何度も右回りと左回りの記録の違いなどを比較して、経験的に左回りのほうがタイムが良いということになって現在のルールに至ったようです。

ベースボールでもベースは一塁からホームベースまで左回りでの動きになりますし、ベースボールだけでなく、スピードスケート競技やフィギュアスケートのジャンプ、ハンマー投げのスピンなどでも左回りでゲームが進んでいきます。

身体の左右非対称がどう左回りに影響を与えているかというと、構造的に右側の呼吸が深くでき、右側の身体の安定性を生むことができること、そして、右足側で地面を蹴るとバランスを取りやすいことが考えられます。実はスポーツだけでなく、私たちの生活にもその影響は色濃く浸透しています。

皆さんがよく利用されるコンビニエンス・ストアの動線も入り口の右手に雑誌コーナーがあり、左回りをしながら飲料コーナー、乳製品、パンといった順番の動線が割合的に多いと思います。皆さんの生活のなかの動線を少し観察してみてください。きっとこの人間の身体の非対称性に繋《つな》がる何かがあると思います。

横隔膜と骨盤底筋群の位置関係

姿勢を良くしたいと思っている方はたくさんいらっしゃると思います。「姿勢改善」を謳《うた》ったトレーニングや装具などはもちろん、「骨盤の歪《ゆが》み」といったキーワードは日常的に目にします。「骨盤の位置が整えば姿勢が良くなり、むくみが取れて、冷え性改善にもなる」といった話は皆さんも聞いたことがあると思います。さらには骨盤の位置が整えばダイエット効果に繋がったり、痩せたりするという話も広まり、今や骨盤の位置は日本人にとってかなり気になることであると言えるでしょう。

実際に私が働いている関西のジムでも、「私の骨盤、歪んでますよね」といった相談や、「私、右の足のほうが短いんやね〜」といった話がありました。アメリカにいた時はアスリートならいざ知らず、一般の方から骨盤の歪みや左右の足の長さの状態について話を聞くことはほとんどありませんでした。それほど日本人は自分の身体の位置関係や骨盤の歪みに対して敏感であるのだと思います。

しかし、姿勢改善や骨盤矯正《きょうせい》メソッドや装具などで、「誰がやっても姿勢が良くなる！」と確立されているものは私の知る限りありません。もしあったとしたら、ノーベル賞が取れるほどの大発明かもしれませんが、まだそんな話は出てきていません。ただ、そういったメソッドや装具を試されて効果があった人がいることは事実です。同時に試してみたけれどその効果は一時的で、結局何も変わらなかったという人もいます。

なぜ効果がある人とない人がいるのでしょうか？　そのヒントは姿勢の構造を紐解《ひも》けば見えてくると思います。

姿勢が改善された状態とはどのようなことをいうのでしょうか？　よく病院や治療院の壁などに貼ってある人体の骨格図には横向きの骨格に垂直に一本線が引いてあります（図⑨参照）。この垂直線は耳の少し後ろを通り、肩、大転子（大腿骨〔太腿《ふともも》の骨〕の最も外側の部分）、膝（外側）、踝《くるぶし》を通ります。これが皆さんがイメージする正しい姿勢だと考えられます。

おそらく皆さんは、「このラインを整えれば姿勢は改善されたことになる。そのためには垂直ラインの中心である骨盤を整えればいい。それで身体全体の骨格が整っていく」と考えているのではないでしょうか？　確かに上下の身体の部分を繋ぐ骨盤の位置が変われば、身体全体のバランスが変わりそうです。

しかし、あの骨格図の耳から踝までのラインを骨盤の位置から整えるという考えには、一つ見落としていることがあります。それは人の身体は常に動いているということです。この骨格図のように微動だにせず静止している人などいないのです。歩いたり、喋《しゃべ》ったり、走ったり、座ったり、お風呂に入ったり、料理をしたり。1日中人は何かをしています。たとえ寝ていても、座禅を組んでいても、身体の様々な部分が大なり小なり動いているのです。諸行無常とはよく言ったものです。私たち人間は一瞬たりとも常に同じ形ではいられないのです。なぜならば呼吸をしている限り人は動いているということになるからです。

では、常に動いている人の身体、ひいては皆さんが興味のある骨盤はどのように整えることができるのでしょうか？

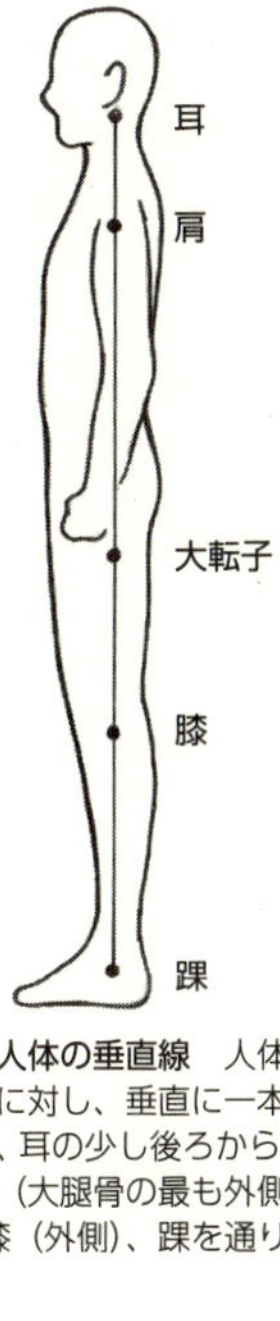

図⑨　人体の垂直線　人体の水平方向に対し、垂直に一本線を引くと、耳の少し後ろから、肩、大転子（大腿骨の最も外側の部分）、膝（外側）、踝を通ります

骨盤を整えるために骨盤以外のところも見てみましょう。視線を骨盤から上と下に移して、身体の内側から脊柱《せきちゅう》の周りを少し覗いてみましょう。

骨盤から下に向かう、大腿骨に付着する筋肉の腸骨筋と、腰椎から大腿骨に付着する大腰筋は、上からやってくる横隔膜の腱と、脊柱で交わります。この腸骨筋と大腰筋の二つの筋肉を合わせて腸腰筋と呼びますが、腸腰筋と横隔膜は脊柱で交差している関係上、お互いの働きに影響を与えることがあります。

つまり骨盤の位置は、骨盤そのものにアプローチすれば整うわけではなく、その骨盤に上下から影響を与える横隔膜や腸腰筋の状態を整えることが大切ということになります。

さらに姿勢を整えるうえで大切な部位として、骨盤の底の恥骨と尾骨、そして左右の坐骨を覆いハンモックのように広がっている骨盤底筋群があります。この骨盤底筋群は腹腔内にある臓器を下から支える役割を担います。そして、腹腔を上から蓋《ふた》をする横隔膜と下から蓋をする骨盤底筋群が共に上下から圧をかけることで、体幹と言われる腹腔内圧（ＩＡＰ）の安定をつくりだしています。

もう一度横から身体を見てみてください（図⑩参照）。今度は水平面にある肋骨の下をドーム状に覆う横隔膜の位置と骨盤の位置（とくにウエストの骨の傾きとその位置）を観察してみて、横隔膜と骨盤が水平面上で前後等距離になっているかチェックしてみましょう。

身体を横から見て、横隔膜の水平ラインの前側が上がり、骨盤の水平ラインの前側が下がって開いたハサミのようになっている場合は、腰が反っているパターンです（図⑩中）。反対に、横隔膜の水平ラインの後ろ側が上が

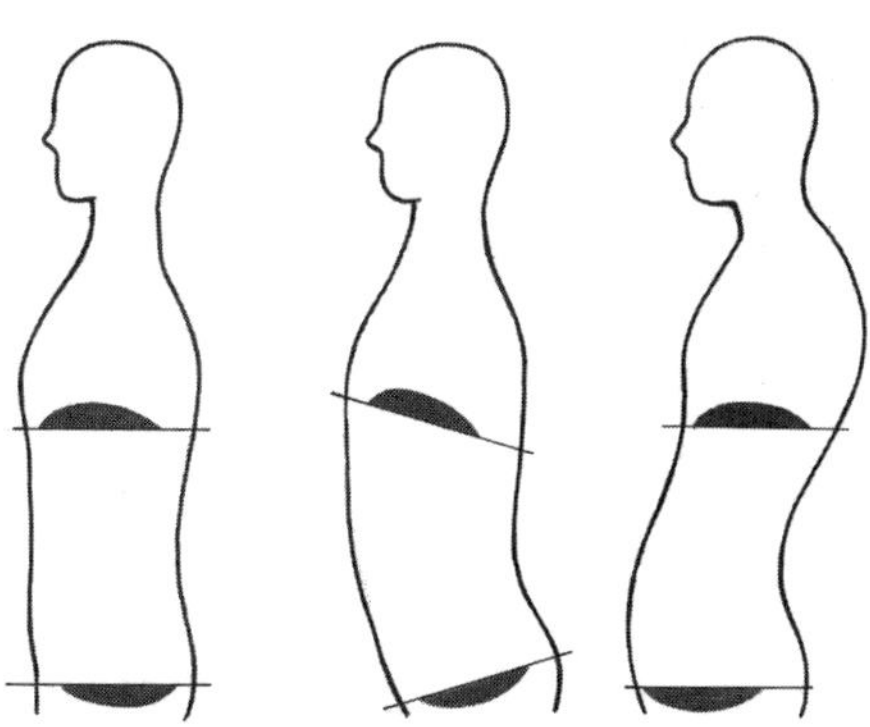

図⑩　**横隔膜と骨盤底筋群の関係**　**左**：横隔膜と骨盤底筋群が正常に向き合っているイメージ。腹腔内圧は360度均等に高まりやすく動作に負担が少ない。**中**：横隔膜と骨盤底筋群が開いたハサミのようになり、向き合っていないイメージ。腰が反ってしまう人はこのパターン。**右**：横隔膜と骨盤底筋群は向き合っていますが位置がかみ合っていないイメージ。腹腔内圧が高まりにくく、お腹が前に出るような姿勢になりがちです

り、骨盤の水平ラインの後ろ側が下がって、背中が丸くなって腰が落ちているような姿勢になっている場合もあります。

または身体を正面から見て、横隔膜の輪っか（肋骨下部周径360度の円柱）と骨盤の輪っか（骨盤周りの円柱）をイメージした時、横隔膜の輪っかが骨盤の輪っかよりも右や左にずれている（円柱の中心が垂直位置にない）こと（図⑩右）もありますし、横隔膜の円柱が骨盤の円柱の上で回旋していることもあります。

「分かりにくい」という方は、トーテムポールをイメージしてみてください。トーテムポールはいくつかのブロックが重なり合うことで一つのポールとして立っています。多少一つひとつのブロックがずれたり傾いたりしていても、その上下のブロックが補い合うことで全体的にバランスが取れている状態であれば、一つのポールとして直立できますよね？　しかしこれはポールが動く必要がないから問題ないわけで、ポールが動いたり、ポールについた手や足が動かなければならない時、ポールのアンバランスさがその動きに支障をきたすのは想像がつくと思います。

つまり、円柱が体幹の上と下でずれている場合、円柱全体のバランスが良くないことは分かると思います。そしてその円柱の強度を考えた時、ずれている部分や曲がっている部分があればそういった部分から歪《ひず》みが生じ、負担がかかって円柱に亀裂が入ったり、ひびが入ったりすることでしょう。これを身体に置き換えると、負担のかかる部分の組織（例えば骨、関節、筋肉など）が壊れ、痛みとなって表れるのです。

横隔膜と骨盤底筋群の位置関係がもたらすこと

駅のホームでいろいろな人の立ち姿勢や歩き姿勢を見ていると、様々な身体に出合います。

骨盤の円柱が前に傾いていたり、横隔膜の円柱が上を向いていたり……現代人は様々な問題を抱えています。Ｐ１０５の図⑩で示しましたが、姿勢の安定にとって大切なのは横隔膜の水平面と円柱、骨盤底筋群の水平面と円柱が垂直軸上で重なり合っていることになります。

では横隔膜の水平面と骨盤の水平面が上下で向き合っていない状態は何をもたらすの

でしょうか？　呼吸をする毎に下がる横隔膜はお腹に圧力をかけます。そしてその圧力を骨盤底筋群が受け止める役割を果たしています。もし横隔膜と骨盤底筋群が上下に互いに向き合っていない状態であるなら、骨盤底筋群が横隔膜からの圧力を受け止めることができなくなってしまうのです。

受け止められなかった圧力は当然身体の弱い部分から漏《も》れていきます。結果、腹腔内圧が失われ体幹は不安定になっていきます。しかしその不安定な状態でも私たちは日々の活動をするために身体を支えなければいけません。そのため、本来は身体を支えるために必要ではないほかの筋肉や身体の部位が緊張を強いられます。これを長く続けると、どんどん負担が大きくなり、身体のあちこちに歪みが生じ、疲労が蓄積し、筋肉、腱、靭帯、軟骨など様々な組織が傷つき、筋の張り、身体や関節の痛みや違和感となって現れてくるのです。

横隔膜と骨盤底筋群が上下からしっかりと圧力をかけ、腹腔内圧を保った状態であれば、その内部にある脊柱は安定し、体幹から繋がる四肢は安定した土台の上で働くことができます（四肢にとっての土台は体幹部になります）。しかし上下の水平面が崩れた圧力漏れ状態で腹腔内圧が低下していると、四肢は身体を動かすために脊柱を支える役割も担わなければいけなくなります。こうなれば身体のあちこちに歪みが生じ、疲労が蓄積し、筋肉、腱、靭帯、軟骨など様々な組織が傷ついていきます。

人間にとって司令塔である脳が収まる頭を支える脊柱。これを安定させることは生命維持のためにとても大切です。先にも述べたように、横隔膜と骨盤底筋群の位置関係が乱れると腹腔内圧が落ちます。すると、少しでも頭を高い位置に保つために、体幹の安定性をつくりだそうと、首、肩、腰、股関節、膝など、体幹から近い部分が、本来求められている機能以上に動員されることになります。そのため、そういった場所に痛みが多く出るのだと思います。

「良い姿勢」とは？

では、腹腔内圧が高まった状態、つまり横隔膜と骨盤底筋群がしっかりと向き合った状態を維持することができた場合、これがどのように姿勢改善に繋がってくるのでしょうか？

皆さんは「姿勢を良くしなさい！」と言われたり、「背筋を伸ばしなさい！」と言われたりしたことはありませんか？　その時、多くの場合胸を張る動作をします。この動作は「背筋を伸ばす＝背骨をまっすぐに伸ばす」という意味で捉《とら》えれば間違いではありません。しかし現実には、胸を張るという動作をすることで腰が反ってしまうことが大半です。そしてある部分に過度に負担をかけるこういう姿勢は5分と続かないのです。

なぜでしょうか？　骸骨を横から見たら分かりやすいかもしれません。肋骨が脊柱に繋がっていて、脊柱と骨盤が繋がっている。脊柱を介して上側に肋骨の容器、下側に骨盤の容器が存在します。しかしその間の脊柱の真ん中にあたるお腹の部分は空洞になっています。もし可動性のある骸骨を支えなしに座らせたり立たせたりしようとしたら、空洞のお腹の部分からつぶれてしまうでしょう。そこでその骸骨のお腹の部分に一つ大きな風船を入れてみると、風船のおかげで骸骨の姿勢が崩れずに、ちゃんと座れたり立てたりするイメージが湧いてきませんか？　つまりこのお腹の中の風船のイメージこそが腹腔内圧が保たれているということなのです。

横隔膜と骨盤底筋群で上下から腹腔に圧をかけることにより、お腹に風船をつくるのです。そうすれば横隔膜の付着する脊柱や肋骨、骨盤底筋群が付着する骨盤が上下の安定性を得られ、無理のない姿勢が出来あがるのです。そして、その体幹の安定性が頭や腕、脚の自由な動きを生み出すのです（図⑪参照）。

姿勢を正すために、胸を開いて、骨盤の位置を前に向けて、首の後ろを伸ばして、肩甲骨を寄せて……などと身体のあちこちを意識しなくてもいいのです。ただお腹に〝風船〟を持つだけで姿勢が改善し、動きやすい身体になるというわけです。

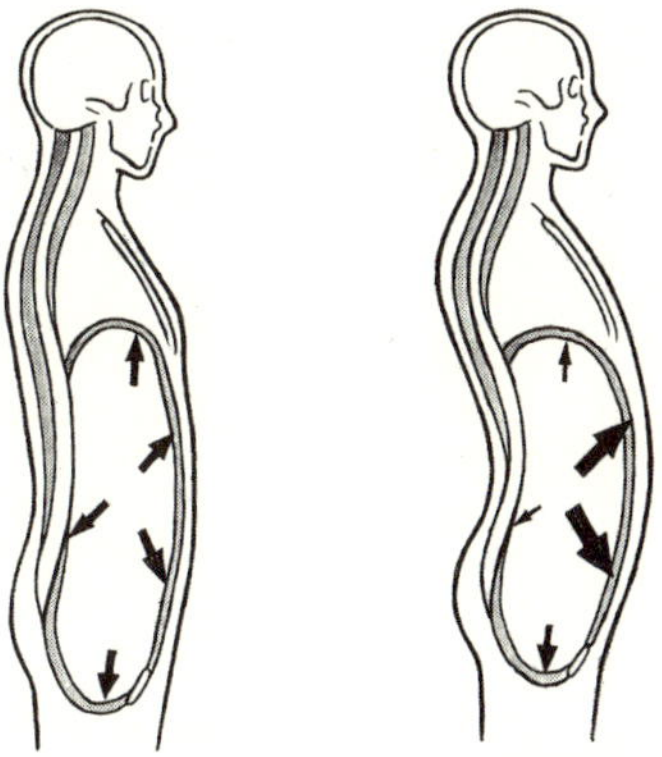

図⑪　腹腔内圧と身体の安定性　左：腹腔内圧が高まった状態。上下左右前後と均等な圧力がかかっており、脊柱が安定します。無理のない安定した姿勢が維持できるため、四肢の動きに制約がなくなります。**右**：腹腔内圧が均等でない──前部が強く上下左右と後ろが抜けた──状態。脊柱の安定性が欠如しているため、腰を反らせて安定性を確保しようとします。これでは四肢の動きに制約が出て、高いパフォーマンスは望めません

横隔膜の位置を整えることでゴルフの飛距離が伸びる！

横隔膜と骨盤底筋群の関係の重要性は理解していただけたと思いますが、実は人間のパフォーマンス＝生産性をあげるヒントがここに隠されています。

私は3年ほど前から日本男子プロ・ゴルファーの宮里聖志、優作両選手と契約をさせていただき、パフォーマンス向上のための身体のコンディションづくりのサポートをしています。日本男子プロ・ゴルフ・ツアーにも年間10試合以上帯同し、ラウンド中はほかの選手のスイングを見る機会にも恵まれ、それは下手の横好きのアベレージ・ゴルファーである私にとっては多くの学びの時間でもあります。

プロ・ゴルファーのスイング、そのスムーズで優雅な身体動作は私たちアマチュア・ゴルファーにとっては理想そのものであることは間違いありません。その素晴らしいスイングとそれを可能にする身体の動きのヒントは「スイングを行う前の姿勢」にあります。アドレスを行う姿勢では、骨盤の上に位置する脊椎――下から腰椎、胸椎、頸椎――からその上にある頭までが流線的でバランスよく保たれていて、その周りに位置する安定した動きをもたらすインナーマッスルが、スイングを始めた際に協調し合いながら働きます。アドレスの型にパワーを生み出す多くのポイントがあるのです。

宮里優作選手は同僚の男子プロ仲間からも絶賛される素晴らしいスイングの持ち主です。ショットのキレは世界レベルであると私は思っています。そしてそのパフォーマンス、技術の高さは身体の使い方に隠されています。

ゴルフが上手な人に見られる特徴として、立ち居振る舞いがあります――簡単に言いますと所作ということになりますが、例えばグラスを持つ手を連想してください。テーブルに置かれたグラスを持とうと手がそのグラスに向かって伸びていきます。その時腕から肘、そして手首、指先が鞭《むち》のようにしなやかに繋がっている動きを横から見ていると美しいと思います。なぜ美しいかというと力の伝わり（運動連鎖）がスムーズで力のロスが少ないのです。

このような動作は私達が無意識に行っているものですが、その無意識のレベルでの美しい動きになるまでには多くの時間が必要だと思います。子供の頃から何度も同じような動きを意識的に学習して、何度も改善を重ねてきたからこそ、無意識下、自然にそのような動きを身に付けられたというわけです。
そして、ここでいう立ち居振る舞いや所作でも、呼吸がその動きのタイミングをつくっています。静の動きから生み出されるゴルフという競技の特性上、スイングに入る前のルーティーン、そしてアドレスの型が呼吸と一致し、これから始まる身体の動き、力の連動動作を生み出す土台となるのです。

さらに、先ほど述べた横隔膜と骨盤底筋群の関係がゴルフのアドレスでも大きなポイントとなるのです。一般ゴルファーのアドレスを見てみると、骨盤が前傾して腰椎が前《ぜん》彎《わん》して（腰が反って）お尻が出すぎている人（Sポスチャー）、反対に骨盤が後傾して（お尻が落ちて腰が丸まり）胸全体がつぶれている人（Cポスチャー）など、十人十色で様々なアドレス・パターンがあります。ここにあげた二つのアドレスは、どれも横隔膜と骨盤底筋群が平行な位置になく、腹腔の圧が抜けた状態で体幹の安定性が欠如した状態です。このような状態では身体の回旋がやりにくくなるので、テイクバックの際に腕でクラブを後ろに持っていったり、スウェーしたり、頭を持ち上げるなど、余計な動きが加わり、目線がぶれてしまいます。

　ゴルフの理想のアドレスは、「Nポスチャー」と言われるものです。これは股関節から骨盤が前傾し、骨盤の角度に沿って腰椎が傾き、その斜めの延長線上に頭がくる形です。このNポスチャーであれば、体幹をつくりあげる横隔膜と骨盤底筋群が、円柱の上下に蓋をするように平行に並んだ状態となり、最も力を発揮しやすい状況をつくりだすことができます（図⑫参照）。

　身体が小さくても300ヤード・ドライブをする選手たちは、スイング技術が優れているのはもちろんですが、横隔膜と骨盤底筋群との関係が右に述べたような理想の位置にあります。その結果として腹腔内圧が高い状態で足元から全身の運動連鎖を行え、スイング中に生み出されたパワーを効率的に使

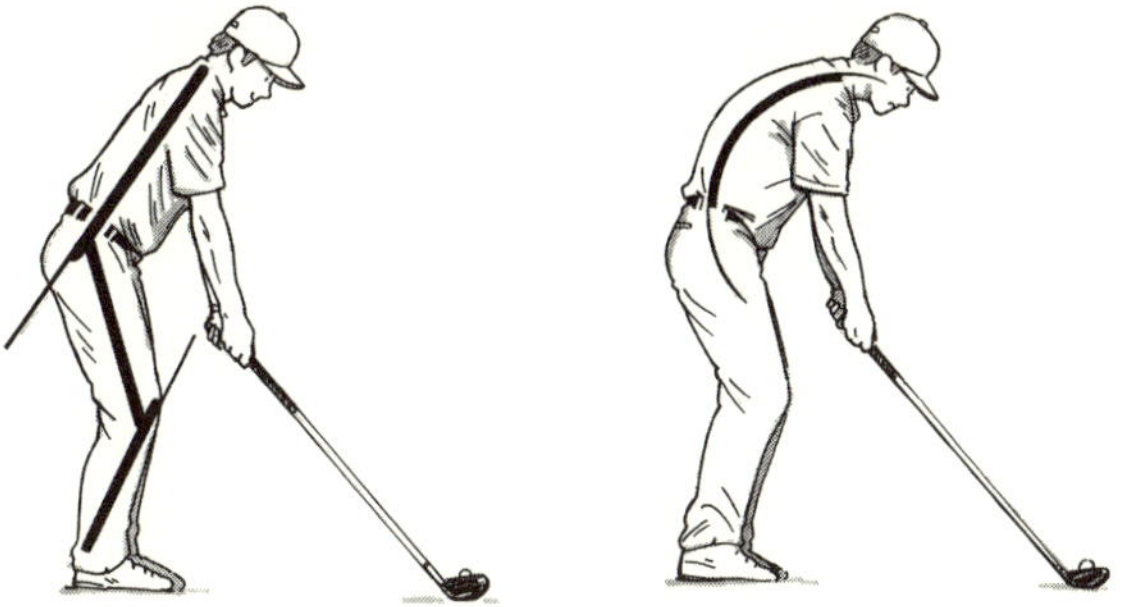

図⑫　Nポスチャー（左）とCポスチャー（右）

うことができるのです。

運動の目的は自分の身体を乗りこなすこと、歩行は姿勢、姿勢は歩行!!

皆さんは、自分の歩き方について考えたことはありますか?

歩行は左右の骨盤がそれぞれのタイミングで前後することによって成り立っています。ほとんどの方が、骨盤は一つの大きな骨というイメージを持っているため、「骨盤が左右交互に」「前後に」と言われると不思議に思うかもしれません。歩行は骨盤から下の足の部分だけが前後するイメージがあるかもしれませんが、実はそうではありません。

お尻の一番表面にある大きな筋肉である大臀筋《だいでんきん》をご存知ですか? 身体の中にある600を超える筋肉のうち最もサイズが大きいのがこの大臀筋です。この大臀筋がどのように働いているか感じたことはありますか?

椅子から立ち上がって、右のお尻の上に手を置いてみてください。手のひらの下にあるのが大臀筋です。そして右足を伸ばしたままで後ろに足を上げてみてください。その右手のひらの下にある大臀筋が少し盛り上がった感じはありましたか？　この大臀筋、後ろに足を蹴りだした時に身体を前方に力強く押し出す筋肉でもありますが、単に足を上下に振ったり、前後に動かしたり身体を前方に推進させるだけではありません。

この大臀筋の筋肉の走行方向は上下よりは左右になっています。右側の大臀筋の筋繊維を見てみると、体側《たいそく》から背中側の骨盤の脊柱に近い骨（腸骨）と仙骨（**図⑬左**参照）の右側側面から斜め外かつ下に向かい、大腿骨の外側についています。右側の大臀筋が緊張

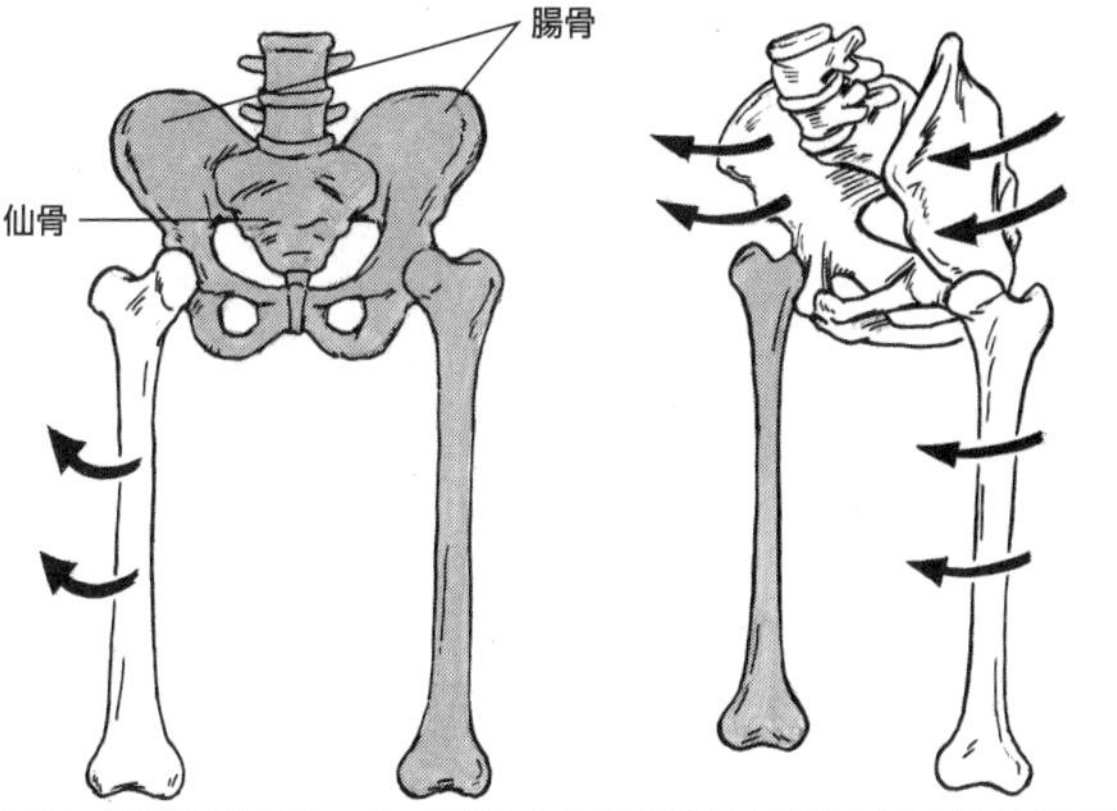

図⑬　**骨盤の回旋運動**　**左**：骨盤と左大腿骨が固定された状態で右大腿骨が動く。寝た状態でつま先を外側に向けるのと同じ（＝外旋）。**右**：右大腿骨が固定された状態で骨盤と左大腿骨が動く。立った状態で膝を曲げずに右足の横に落ちているものを拾ってみると、骨盤だけが動いているのが分かる（＝内旋）

して短くなり（収縮）、右足が地面から離れ右の骨盤が固定されている場合は、大腿骨が外側に向かって回旋します（右のつま先が外に向きます。図⑬左参照）。反対に右足の裏が地面について大腿骨が固定されている場合、右の骨盤が右大腿骨に近づき骨盤が回旋します（骨盤が左を向きます。図⑬右参照）。

あまり日常で意識することのないこの骨盤と大腿骨の動きですが、私たちは常にこの動きを歩行の時に行っているのです。先に説明した、足が地面について大腿骨が固定され骨盤が回旋する状況を、私たちは歩行で常に右足、左足と交互に行っているのです。つまり人間の歩行は、骨盤の前後や上下運動ではなく、骨盤の回旋運動から成り立っているのです。

そして回旋が水平面での動きなら、骨盤は上下もしていますし、前傾後傾も歩行に伴って発生しています。さらに一歩踏み出すたびに骨盤が開閉していると言われています。このように骨盤は三次元での複雑な動きを同時に行っていて、しかも歩行時には左と右で相反する動きをしているのです。例えば左側の骨盤が前傾外旋外転していれば、右は後傾内旋内転するといった具合です。プロである我々トレーナーであっても頭でこの骨盤のイメージを想像して歩行させるのは至難の技です。

右から左と、左から右

歩行時には三次元的な動きをしている骨盤ですが、この複雑な動きを左右相反的に動かすことはなかなか難しいですし、これを無意識に行っている人間は素晴らしい生き物です。実際に意識的にやろうとしても難しいですね。たとえ意識してやったとしても、人間は無意識に楽をしようとします。3日坊主とよく言いますが、私たちの脳は3日ぐらいしか一つのことへの集中は続かず、3日ごとに区切りながら実行するのがいいという話を聞いたことがあります。3日やって仕切り直し、また3日……を繰り返せば継続しているのと変わりませんからね。

話は戻り、私たちの身体は先に述べたように左右が非対称であるがために、機能しやすい右で呼吸をしようとします。また、肝臓の重さや左脳の運動機能への優位性により右半身が使いやすくなっています。その結果として左の横隔膜は右と比較して空気の出し入れが弱くなり、筋肉が上手に収縮されなくなるために肋骨が開いた状態になっていきます。

この非対称性のままに身体を使っている人を上から見ると、左の肋骨が開いており、肋骨が左に引っ張られることで、そこに繋がっている胸骨が左方向に向いています（左回旋）。さらに左側の腹圧が下がり安定性を失っているために、左の骨盤が前傾しています。そのことにより腰の下で左右の骨盤を繋いでいる仙骨が右を向いています。

右足重心でお臍《へそ》を右に向け、腰に手を当てて少し身体を捻《ひね》るように胸が左に向いているモデル立ちがまさにこの状態です。非対称的な構造上、人間はこの状態が楽なのです。これは構造的には正常な不均衡さであり、おかしなことではありません。右の肋骨の間隔が狭い影響で右の肩甲骨は左に比べると下に落ちて前に出ます。これがいわゆる右肩が落ちている状態ですが、これも普通です。左と右で違いがあってもいいのです。

しかし、この不均衡さは一方が頻繁《ひんぱん》に使われて、もう一方が使われなくなって起こります。意識をして左側を使わなくなってしまうと、先に述べた右重心や左脳の運動機能への優位性などから無意識に右側ばかりを使ってしまい、左側を使う動作がおろそかになります。右側を中心に使った後、左側の動作に切り替えられなくなってしまうのです。

これが「姿勢代償パターン」（出典：Postural Restoration Institute, www.posturalrestoration.com）と呼ばれるもので、骨格と筋肉の不均衡さの性質上、それが常態化し、不自然な身体のパターンが出来あがってしまうのです。

例えば歩いている時、右足が前に出て、着地して体重が右側に乗ります。この時右側の筋肉を使っているのは分かると思います。

しかし左足が前に出て、着地する際に普段から右側ばかりを使ってしまっている人は、右側の筋肉がオフにならないまま、左に体重を乗せていきます。右側がオフになればしっかりと左に体重が乗るのですが、普段から右側で安定させようとしていると、右側の筋肉でバランスを取りながら左に体重を乗せることになるので、左側に完全には体重が乗りません。

それを少しでも緩和するために、構造上弱くなりがちな左側の横隔膜をしっかりと機能させ、呼吸筋の収縮を円滑にして空気を出し入れできるようにすることが大切になります。そうすることで、開いた左の肋骨の位置が内側に戻り、胸郭は正面を向きます。

胸郭と骨盤の円柱が整うことで、腹腔内圧の安定が骨盤の位置を整え、骨盤は正面を向くことができるようになるはずです。

歩行をイメージしてみてください。身体が非対称性にあっても、それを理解したうえで整えることができれば問題ないのですが、それができずに胸郭と骨盤、左と右の相反性機能が低下すれば、先に述べたような姿勢代償パターン（胸郭が左を向き、骨盤が右を向く状態）に陥りやすくなります。そして、最終的には代償されている筋肉の力の低下、関節の不安定性などを体位にもたらし、それが痛みや違和感、障害となって現れてきます。

痛みだけを治療して、一時的に痛みを消すことはできるかもしれません。弱っている筋肉を鍛えることで、身体が安定した感覚が生まれるかもしれません。多くの治療家やトレーナーがその痛みの原因について探求して、改善方法を考え、実践しています。

しかしここで述べてきた考えをもとに、骨格や筋肉、その非対称性から起こり得る人間の動作のパターンと呼吸がもたらす役割を理解すれば、より効率的に、かつ速やかに痛みや身体の不調の原因にたどりつくと思うのです。

コラム2 お相撲さんのお腹は素晴らしい！

チェコの理学療法士（physiotherapist）であり小児発達運動学分野の博士であるパベル・コーラー(Pavel Kolar)教授は、DNS(P132参照）という発達運動学に基づいたリハビリテーションの手法を確立しています。そんな彼の教えるレクチャーでは必ずと言っていいほど日本のお相撲さんの画像が出てきます。

腹腔内圧（IAP）を高めるという話は前にも書いた通りですが、博士は「お相撲さんほど素晴らしい腹腔内圧を持っているアスリートはいない」という話をしてくれます。なぜでしょうか？

彼の所にはチェコのオリンピック代表のサッカー選手やテニス、アイスホッケーなどの屈強なアスリートがやって来ます。陸上のやり投げの選手も来ると言っていました。彼には国際的な一流のアスリートと接する機会がたくさんあるのに、なぜお相撲さんが素晴らしいと言うのでしょうか？

その理由は「お腹が膨らんでいるから」です。力士のお腹の膨らみ具合は明らかにほかのアスリートとは違います。それは肥っているからでしょうか？　実はそうとも言い切れません。

慶應義塾大学のスポーツ医学研究センターの調査（http://sports.hc.keio.ac.jp/_userdata/Newsletter16.pdf）によると、幕内力士25名の平均体重は１６１キロで、平均体脂肪率は32・５％でした。驚くべきは平均除脂肪体重で、なんと１０８キロでした。さらに現在の横綱三人に限っては入門時から現在まで体脂肪率は変わらず、除脂肪体重だけ35キロ〜45キロ増加していたそうです。つまり筋肉や内臓器官の驚くべき発達があったということです。お相撲さんは単純に肥っているのではなく、驚くべき筋肉量を持っていることが分かります。

博士がお相撲さんのお腹の膨らみを称賛するのはお相撲さんが肥っているからではなく、お腹を膨らます能力に長《た》けているからです。相撲という競技はほかの競技と比べ、珍しいくらいぶつかることを繰り返します。ラグビーやアメフトなどでもタックルをしますが、基本的にタックルされそうになった相手はそれを避けようとします。またほかの格闘技でも、ぶつかり合うことは相手に組み合うチャンスを与えるので、タックルする者は組み合っている時間を長くしようとするものの、相手はタックルを避けようとします。ですから純粋に衝突が起こることは珍しいのですが、お相撲さんは稽古で1日に何度も衝突を繰り返します。

身体と身体が衝突を繰り返すとなると体幹の安定は欠かせません。しかし体幹が1本の棒のように固まった状態でぶつかればいずれはポッキリと折れてしまいます。折れないために体幹を硬くするのではなく、ショックを吸収するように膨らんだ体幹が必要となるのです。

おそらく長年の相撲の歴史、または日本古来の伝統的な鍛錬方法として、このように膨らんだ体幹が獲得できるようになったのでしょう。動きのなかで非常に安定した体幹を持つ力士は、立会い後、まるで弾むように衝撃を吸収して、次の1歩を踏み出したり、張り手を繰り出したり……自由に動くことができるのです。

ところで、力士が土俵入りの前にポンポンとまわしを叩くのを見たことはありませんか?　文字通りポンポンと大きな音がします（力士が非常に強い力で叩くのでポンポンというより、バンバンという音が正しいかもしれませんが……）。もし、彼らの体幹が固まった状態でまわしを叩いたとしたら、響くような音はしないでしょう。思いっきり腹腔内圧を高めてお腹を膨らませてこそあの音が出るのだと思います。

皆さんも力士のようにとは言いませんが、お腹を膨らませても大丈夫なのです。お腹を膨らませることは、むしろ、歩いたり階段を昇り降りするなど、地面からの衝撃に強くなったり、身体を動かしやすくなったりと、いいことばかりなのです。

第三章

赤ちゃんの呼吸法に学べ

〝赤ちゃん先生〟

我々アスレティック・トレーナーの仕事のなかで最も重要だと思っているのが、傷害予防です。選手やアスリートが怪我をしなければ、まったく治療などの仕事をしなくていいわけですから、これは理想の世界です。

怪我《けが》がゼロというチームはほぼ皆無ですが、限りなくそれに近づけば選手がフィールドで輝ける時間がそれだけ増えるわけですし、私たちの仕事が楽になるということです。

メジャー・リーグのアリゾナ・ダイアモンドバックスではトレーニング・ルームに〝Durability is more important than ability.（身体の耐久性は才能よりも重要である）〟とはっきり大きく書いてあります。要するにどんなに技術的、身体的な能力があっても怪我をしてしまっては意味がないわけで、試合に出続けることのできる身体づくりをする能力のほうが大切だと言っているわけです。

イチロー選手がすでに達している領域は、怪我をせずに試合に出続けなければたどりつけなかったと思います。メジャー・リーグでは毎日のように試合があります。年間1

62試合に加えてスプリング・トレーニング、さらにはプレー・オフと半年以上の間、毎日が本番であり、仕事です。

イチロー選手やトップ・レベルのメジャー・リーガーたちは、どのように身体と精神を整えて毎日の本番に臨んでいるのでしょうか?

そして、私たちの日々の仕事がアスリートにとっての試合のような〝本番〟であるならば、こうしたアスリートの体づくりは一見の価値があるかと思います。

前出のアリゾナ・ダイアモンドバックスでは怪我の予防に全力を注いでおり、怪我をした選手に使う費用（労災のようなもの）がメジャー・リーグで最も少ない球団の一つです。球団のお金を怪我に使わなければ、そのお金で選手を獲得でき、育成にも十分な資金を回せ、そのほかにも球団の運営資金にできるわけです。

これは、オーナー側にとっても嬉しいことです。さて、そんなダイアモンドバックスですが、実際にはどんな怪我の予防法を実践しているのでしょうか?

1990年代後半からヘッド・トレーナーとヘッド・コンディショニング・コーチがタッグを組んで、様々な理論やコンセプト、経験などを元にベースボールに関する怪我や傷害予防の情報を世界中から集めたそうです。それを徹底して勉強し、チームのコンセプトをつくりあげていきました。そして、10年ほどかけていきついたところが「呼吸」だったのです。このコンセプトはこれから進化を遂げ、変わっていくかもしれませんが、少なくともその当時ベストな回答は呼吸でした。

よくよく考えてみれば1シーズン162試合が行われるなかで、1日2万回以上すると言われている呼吸が乱れていれば、1試合目と162試合目では身体のあり方が変わっていくのは当然だと思います。一つひとつの呼吸の影響は身体にとって少ないかもしれませんが、10日間で20万回、半年間で360万回の呼吸を積み重ねていけば、少なからず毎日激しいプレーを続けるメジャー・リーガーの身体に影響を及ぼすのです。

そして彼らほど激しいプレーはしていませんが、日ごろアクティブに生活している人たちも1年、3年、5年、10年……と年齢を積み重ねていく間、ずっと呼吸が乱れていたとしたら、きっと身体は間違った方向へ進んでいくのです。

では間違った呼吸になる前はどうだったのでしょうか？

ダイアモンドバックスの答えは「赤ちゃんの呼吸法」にありました。DNS（Dynamic

Neuromuscular Stability　日本語に訳すのであれば「動的神経筋系安定化」とでも言いましょうか）というコンセプトは聞きなれない方が多いかと思いますが、赤ちゃんの成長発達学に基づいたチェコ発の治療法です。元々は小児麻痺などの治療・改善に用いられていた手法で、最近ではアメリカを中心に世界中のセラピストたちに広まりつつあります。

生まれてくる赤ちゃんはなぜ1年ほど経つと立ち上がって歩けるようになるのでしょうか？　誰も「こうやって歩くんだよ」と口頭で教えているわけではありませんし、何よりも生まれたばかりの赤ちゃんにはその筋力すらないのです。哺乳類（牛、馬、犬などど）のほとんどは生まれてからすぐに歩くことができます。

しかし人間の赤ちゃんは1年以上経たないと歩くことはできません。ある意味〝未完成〟のまま生まれてきます。

人間の赤ちゃんが生まれる前はしていなかったけれど、生まれてから初めてすること、それは泣くことです。お子さんを産んだことがある方や立会い出産に臨まれた方は分かるかもしれませんが、産道を無事通り抜け、赤ちゃんの姿が初めて確認できたとしても、誰もがその赤ちゃんの「おぎゃー」を聞くまでは安心できません。なぜならば泣くことは息を吐くこと。つまり息を吐き酸素を取り込む能力が確認できたことになるからです。最初の産声から呼吸を始めることで、人間の赤ちゃんは成長の第一歩を踏み出すのです。

呼吸を始めることで生まれる安定性

この世に生を受けてから、すぐに始まる呼吸。呼吸を始めるおかげで、1年後には立って歩くことができるようになるわけです。でも、急に立てたり、歩けるようになるわけではありません。成長の段階を経て、立つという動作、歩くという動作に繋《つな》げていきます。その段階を追っていきましょう。

新生児をよく見てみましょう。肩をすくめて、手首は屈曲し、手は握られています。足首は内反して足裏が内側を向いています。頭蓋骨や股関節などは未熟で、形成が終わっていません。首は据《す》わっておらず、全体的に見てみると、とても窮屈《きゅうくつ》そうな姿勢をしている印象を受けます。せわしなく腕や足を動かし、たくさん泣き、顎《あご》が上を向いている様子です。

この姿勢は新生児にとって通常の姿勢なのですが、同じことを大人に当てはめてみると何か気づくことはありませんか？　姿勢が悪くなったと言われる昨今の日本人によく見られる姿勢ではないでしょうか？

肩をすくめ、顎が浮く状態。どこか力が抜けず安定していない窮屈な印象を持っているのは私だけでしょうか？

そうです、新生児の姿勢と成長した私たちの悪い姿勢は非常に良く似ているのです。なぜなら新生児は呼吸を始めたばかりで、その身体ではいい姿勢は取れないからです。

それでも呼吸を始めてから3か月ほど経つと首が据わってきて、身体を少し自由に動かせる赤ちゃんが出てきます。また足を股関節で90度上げられるようになります。どうして呼吸をしているとこのような変化が現れてくるのでしょうか？

呼吸のメカニズムに関しては第二章でも述べましたが、息を吸う時にドーム状にリラックスしていた横隔膜が緊張し、胸郭から降りてきます。すると腹腔の圧力が高まります。この状態を「腹腔内圧（ＩＡＰ）が高い状態」と言います。腹腔内圧が高まるとちょうど腹腔が風船のように膨らみ、外側に向かって圧力がかかってきます。前や横だけでなく、上下左右前後すべての方向への圧が高まります。これが背骨や腹部を内側から安定させる効果を持つのです（図⑭参照）。

安定した背骨があるということは腕や脚、頭を動かした時に背骨が手足に引っ張られて一緒に動かないということです。四肢や頭から独立して背骨が安定することで、首が据わったり、身体のバランスを崩すことなく腕や脚を動かせたりするようになるのです。

成長が進むにつれてさらに腹腔内圧は高まっていきます。仰向け状態なら3か月の時は真上や顔周りに上げているだけだった手

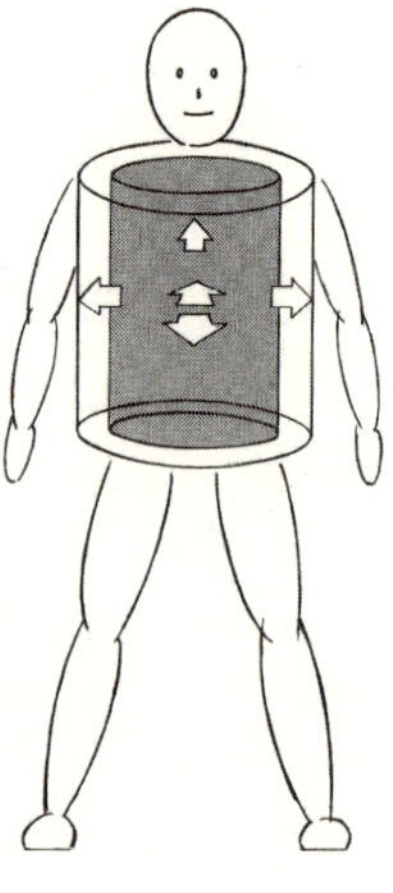

図⑭　腹腔内圧が高まっているイメージ　前後左右上下に内側から圧力がかかることで脊柱が安定していき、四肢で体幹を支えなくてもよくなります。寸胴が大きくなるイメージ

が、4か月には股関節周り、5か月になれば膝を触れるくらいになっていきます。そして6か月では股関節から曲げた足の指まで触れるようになり、なんと7か月では手で足を摑《つか》んで足の指を口に入れることだってできます。自分の足の指を舐《な》めるなんて、大人になったらなかなかできません。

これは腹腔内圧が高まることによって手を意識的に触りたいところへ動かせるようになるのと同時に、体幹が安定した状態で、足を自分の頭方向に近づけることができるようになるからです（図⑮参照）。

また4〜5か月で仰向けの状態から横になる、寝返りをうてるようにもなってきます。

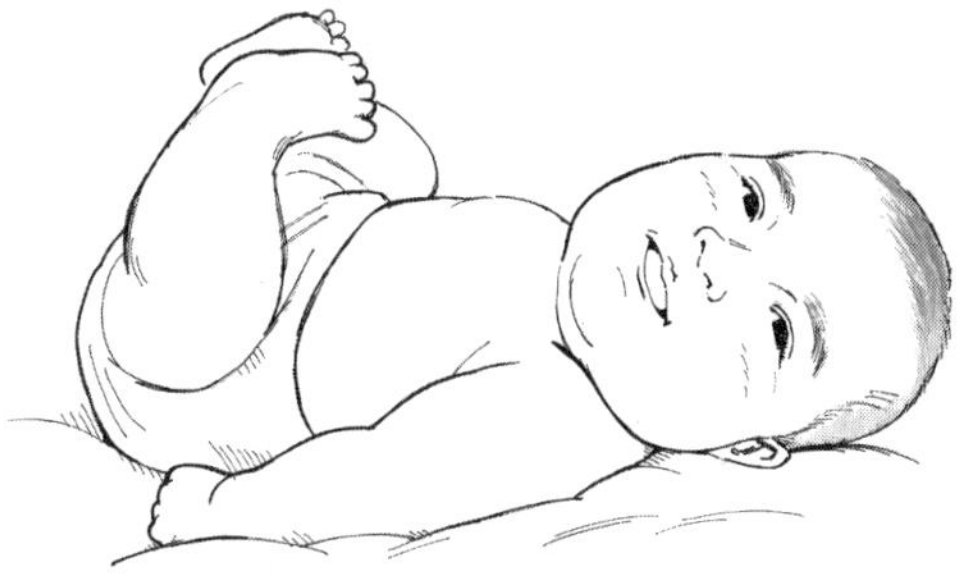

図⑮　3か月の赤ちゃん　生まれて3か月ほど経つと、自然と足を持ち上げることができるようになります。これは呼吸をし始めることで初めて脊柱が安定し、足をある程度自由に独立して動かせるようになってきた証拠です

仰向けで寝ている赤ちゃんが何か触りたいものや見たいものが横にあるとします。するとその赤ちゃんは足が上がった状態からコロンと横向きに寝ます。さらに胸椎を反らしつつうつ伏せになります。いとも簡単そうに赤ちゃんはうつ伏せになることができるのですが、大人が寝返りをうとうとすると上体だけ先に体を捻《ひね》って、下半身が後からついてくる形になってしまいます。腹腔内圧が十分でないと、下半身と上半身の動きが分断され、繋がりのなかで動けません。そこに捻《ね》じれが生じるわけです。このような腹腔内圧の不安定性から不必要な捻じれが生まれ、身体のどこかに余計な負担をかけてしまうのです。腰痛の人が多い要因かもしれませんね。

大人になったら失ってしまう動作性

例えば、直立した状態で天井に向けて両腕を前からまっすぐ上げる動作をするとします。ラジオ体操で見られるように指先までピンと伸びて上腕が耳のすぐ横にある状態が理想でしょう。この際、腕は180度上がっていると考えていいのでしょうか？

よく見かけるのが、一見腕は耳の横までついてピンと伸びているように見えるのですが、同時に腰を反らせることで腕を上げている人です。これは不必要な捻りの典型的な例です。腕を上げるために腰を反らせる……腰を反らせることは本来ならば必要ない動作ですが、胸郭の柔軟性を失ってしまっている場合、「腕を耳の横まで上げる」という目標に対して、腰の動きが手伝っているパターンです。極端な話、耳の横までとは言わずとも、腕を上げるたびに必ず腰を反らせる動作がついてくるわけですから厄介です。毎回腕を振りながら歩いていたら少ないながらも腰を反らせているわけですから、腰が痛くなってしまうのも頷《うなず》けます。

本来ならば肩関節と肩甲骨が協力して回転・回旋することで腕は180度上がるのです。しかし胸郭が曲がっている（横から見ると後ろに弧を描いている猫背の状態）場合、肩甲骨は外側に押し出されたような格好でいるため、腕を前に上げる時、腕の動きを阻害してしまいます。

こうなると、肩関節で必死に腕を上げようと周りの筋肉が頑張りすぎたり、失われた可動幅を補うために腰も助太刀して反ったりするので、肩の痛み、腰の痛みに繋がってきます。

ところで足の指を口に入れられる股関節の柔軟性や胸椎の柔軟性はどうして大人になったら失われてしまうのでしょうか?

「股関節が成熟して固まるから」と言ってしまえばそれまでですが、胸椎に関してはそれだけでないように思います。胸椎には肋骨が左右についており、それは身体の前で胸骨と交わります。この肋骨による前後の繋がりのスペースが胸郭ですが、要するにここは骨によって閉ざされた空間になっているわけです。そして胸郭の内側には呼吸と密接な関係を持つ肺があります。

繰り返しますが、胸郭の底部に位置する横隔膜が上下することによって、肺に空気が出たり入ったりしています。この時、肺に入ってきた空気が肋骨を前部と後部、それから横に動かし、胸郭が広がっていきます。

しかし、横隔膜の機能が低下するとこの胸郭の動きが行われず、代わりに副呼吸筋と呼ばれる首や胸などの筋肉が肋骨を上に持ち上げることで空気を肺に入れて酸素を確保しようとします。前後、左右、上下に動いて呼吸の反復をするのが胸郭本来の姿ですが、副呼吸筋中心の呼吸は胸郭を上下させるだけになってしまいます。

　本来メインの呼吸筋を補助する小さな副呼吸筋です。それが呼吸を確保するために上下動を繰り返しているとやがては疲弊《ひへい》し、肋骨を持ち上げたまま固まってしまいます。こうなると肋骨を下げて溜めた空気を吐くことができなくなり、肋骨が外に開いて固まり、12個ある胸椎と左右で24本ある肋骨の動きが制限されてしまうのです。横隔膜の機能低下は、横隔膜が常に収縮し息を吐ききれないことによっても起こることがあります。

　横隔膜の動きが低下し、肋骨の動きが行われないと、胸郭の柔軟性が失われていくことになります。こうなると足の指を口に入れるなどとてもできません。

　赤ちゃんの力みのない胸郭全体を使った呼吸は、腹腔内圧を高めて身体の安定性をもたらすだけでなく、胸郭の柔軟性を確保してこれから学ぶ様々な動きを体得する準備をさせてくれているのです。

同側運動と対側運動

「同側運動」と「対側運動」という言葉を聞いたことがありますか？ 例えば何かの大会の入場行進で緊張のあまり一歩目に左脚と左腕を一緒に前に出してしまったことはありませんか？

同じ側が動く、これが同側運動です。普段リラックスして普通に歩いている時は左脚を前に出せば右手が前に出てきます。こちらは対側運動です。

歩行に向けた準備として赤ちゃんはまず同側運動を始めます。例えば、赤ちゃんが寝返りを左側にうつと、左手と左足が身体を支える側（支持側）になります。そして母親の持っているおもちゃなどを目指して右手と右足が動きます（スイング側）。この同側運動は斜め座りや3点立ちの状態でも見受けられます。

そして約7～8か月から身体の中心線を手で越えて反対側へ捻る動き（例：右手で左側のものを取りにいく）が出てくるなど、この時期に対側運動が始まります。

寝返りからうつ伏せの状態になりますが、3か月くらいの赤ちゃんであれば右肘、左肘と恥骨の3点で身体を支えて頭を持ち上げることができます。この体勢は実は特筆すべき姿勢で、大人になるとほとんどの人ができません。なぜなら大抵の大人はうつ伏せで頭を持ち上げる際、顎を上げ頸椎を後ろに反らすからです。この動きでは、背骨から反る動きは制限されてしまい、首の後ろを縮めて周囲を見ようとします。一方、赤ちゃんには胸椎を後ろに反らす柔軟性があり、それにより頸椎は胸椎から長く真っ直ぐのままで頭が上がってきます。

そして6か月頃には手のひらと膝の内側で身体を支えるようになり、四つん這いができるようになります。いよいよハイハイが始まるのです。このハイハイ動作は対側運動になっていて、左の手と右の膝で身体を支えつつ（支持側）、右手と左膝（スイング側）を次の一歩を踏み出すため前進させます。

しばらくすると摑まり立ちをするようになります。例えば右手で家具などを摑んで立とうとする際、左手と左足で身体を支えながら立ち上がります。この際まだ同側運動ですが、家具を摑んで安定が確認されれば、左手が浮き、次に摑めそうなものを探します。この瞬間、同側運動から対側運動に切り替わっています（右手で家具を持ち左足で床を押す)。

一方、家具や低い机などのサポートを使い、赤ちゃんは横歩きをしますが、その時は同側運動に戻っているのです。右手と右足を同時に動かすカニ歩きなどは同側運動の例になるでしょう。

摑まり立ちができるようになった赤ちゃんは、徐々に対側運動である歩行動作を体験します。同時に床に転がり寝返りをうつ同側運動をしたり、四つん這いになってハイハイの対側運動を繰り返すのです。

このように赤ちゃんは同側運動と対側運動を行ったり来たりして、新しい動作を獲得していきます。発達の段階を戻ったり進んだりしながら、生まれて1年ほどで歩く動作に近づいていきます。大人の身体も例外ではありません。大人も寝返りをうち、何かに摑まりながら「よっこらしょ」と立ち上がることはよくあると思います。動きの目的と複雑性に違いはあれど、赤ちゃんも大人も同じ動作を行っているのです。

この時期、赤ちゃんはあらかじめ遺伝子に組み込まれたプログラムに沿って腹腔内圧を高めた状態で身体を動かしていきます。つまり、一つのパターンに沿って〝正しく〟

身体を動かしながら動作を獲得していく感じです。

しかし、大人になると日常の活動を通して身体中の筋肉に様々なパターンが組み込まれ、〝正しい〟動作をすることを阻害して、別の筋肉が代償して動作を完了することが起きてしまっているのです。

例えば右腕を上げて戸棚の上にある瓶《びん》を取る動作を考えてみましょう。赤ちゃんであれば腹腔内圧を安定させて全身を使い、肩甲骨を回旋させながら右腕を上げてくるでしょう。しかし、大人の場合は手、とくに前腕が非常に器用ですから、肩甲骨を動かすことなく腕だけで瓶を取ることができます。このように肩甲骨を回旋させずに前腕だけを使って腕を上げる場合、制限があるなかでその動きを可能にするための代償運動として、肩をすくめるようにして肩甲骨を耳の方に引き寄せる感じで右腕を上げるのです。この状態で腕を上げ続けると肩の腱板が肩甲骨に当たってしまい、炎症を起こす――いわゆるインピンジメント症候群になりやすくなります。

発達の段階で学んだ動きの基礎が継続的にできればいいのですが、大人になって楽することを覚えてしまうと、こういう〝間違った〟パターンを身に付けてしまい、怪我や痛みに繋がることがあるのです。このように、赤ちゃんの動作の振り返りから学ぶことはたくさんあるのです。

スポーツにおける同側運動と対側運動

気が付いていないかもしれませんが、スポーツ競技において同側運動と対側運動の交換は非常に重要です。とくに投球運動など腕の回旋を含む運動の場合（野球のピッチング、テニスのサーブ、バレーボールのスパイク、ハンドボールのシュートなど）は重要です。

野球のピッチングを例に挙げると、ボールをリリース・ポイントで離すまでは同側運動で動いています。どういうことかというと、右ピッチャーの場合、左足を上げて着地するまでは、右足、右腕で身体を支えています。そして左足の着地後は左足と左手で支えるのです。

手で身体を支えていると言われても、地面に手がついているわけではないので分かりにくいかもしれませんが、左足着地後の左腕は身体が開いていかないように、また右手をうまくリードできるように〝壁〟をつくっています。左足の下には地面、左手の前には壁があるとイメージしてみてください。この左側に壁があるということが安定性をもたらします。いうなればベースになる部分が出来るので、反対側の身体はこのベースを基にして自由に動くことができるのです。

普段から当たり前のようにコンクリートの上を歩いてスマホでゲームをしていると気づかないかもしれませんが、もし地面がどろどろのぬかるみで不安定だったら、スマホでゲームをしながら歩くことなんてできません。何かを動かす際、片方が安定しているという前提が洗練された動きを生み出すのです。

メジャー・リーグやプロ野球のピッチャーの動作を見ていると、とくにこの壁の使い方、安定性がアマチュア・レベルとは大きく違います。壁が先に開いてしまうピッチャーは安定性を失うので、思ったところにボールを投げられませんし、速い球も投げられません。さらに不安定性が増すと、身体にかかる負担が増大し、怪我に繋がっていくのです。

力を効率的にボールに伝えるためには同側で支えている側、この場合身体の左側の安定感が非常に重要だということがイメージできたでしょうか？　とくに左の上半身が開いてしまえば、下半身から伝わってきたパワーが逃げてしまい、腕だけの力でボールを投げることになります。いわゆる「手投げ」というやつです。これでは肩や肘ばかりに負担がかかり、怪我に繋がってしまいます。

同側運動がうまくできず、土台の安定性なく肩や肘だけで投げても、スピードが出たり、コントロールが良い、とても器用なピッチャーもいます。しかしそのような選手が年間を通じて、キャリアを通じて怪我せずに過ごせるかどうかは別の話です。

野球選手だと投げる側の肩や腕に焦点を当て、その部分のトレーニングをしている例が多く見受けられますが、実はボールを投げない反対側の身体の使い方も同じくらい大事なのです。

赤ちゃん由来のトレーニング

コーチがいくら「身体を開くな」と言っても、同側運動の安定性がなければ、勝手に開いてしまう身体を閉じるのは難しいでしょう。私も野球の経験がありますが、孤独なピッチャー・マウンドでコーチに「身体を開くな」といくら言われても、どうしてかその場で直すことができなかったのを覚えています。というのも、自分が身体を開きたくて開いていたわけではなかったからです。わざとやっているのなら直すだけですが、そうしたくもないのにそうなってしまう……そんな状況はスポーツをやっていると多々ありますよね。

求められていることは分かっているのに身体の安定性を保ったままで、身体を動かせないのはなぜなのでしょうか？

スポーツの様々な場面で必要な同側運動ですが、大人になるにつれて普段の動作でそれが必要となることが少なくなっているからなのかもしれません。とくに上半身で体重を支えるということが極端に減ります。大の大人が眠っているわけでもないのにごろんと寝返りをうったり、ハイハイして部屋を動き回ったりするなんてことはなかなかありませんよね！　これが4足歩行から2足歩行に進化した我々人間の長所でもありますし、短所でもあります。2足歩行になったことで、普段あまり上半身で身体を支えたり安定させることがないので、いざスポーツの場面となっていきなり支えろ（=開くな）と言われても難しいのです。

さらに高齢者になってくると、普段から上半身で身体を安定させることがないために、いざつまずいた時にさっと手を出しても支えきれず、腕を骨折してしまうなんてケースも見受けられます。

このような状態を減らすためには、赤ちゃんの真似をしてトレーニングをしたらいいのです。

赤ちゃんの動きが基になっているトレーニングというのはあまり気づかないかもしれませんが、実はたくさんあります。ハイハイのように、四つん這いで行うトレーニングはたくさんありますし、スクワットだって赤ちゃんの動きが元になっているのです。同側運動で一番オススメなのはサイド・プランクというエクササイズです（第一章で紹介しました）。一般にサイド・プランクとは身体を横にして肘と足の外側で身体を支え、一定の時間ホールドするエクササイズです。体幹の横の部分、側腹部や臀部《でんぶ》（お尻）の筋肉を使うという目的があります。

このサイド・プランクですが、赤ちゃんが仰向けから身体を横向きにして、四つん這いになるまでのプロセスと非常に良く似ている点があります。赤ちゃんが仰向けから横向きになる際に肘（や手のひら）と膝の外側で身体を支える場面があるのですが、これこそサイド・プランクの原点だと言えるでしょう（図⑯参照）。

ここで重要なのは一般的なサイド・プランクでは足の外側で身体を支えるのですが、赤ちゃんの場合は膝の外側で支えているという点です。「なんだ、足じゃなくて膝で支えるのなら比較的楽じゃないか」と考える人もいるかもしれません。しかし、膝で支えている場合、お尻の筋肉が身体を支えることが重要になってきます。トレーニングを見ているとお尻の筋肉を使えない人が意外と多いのです。

体幹を安定させるうえでお尻の筋肉は大切な役割をしています。体幹を安定させる呼吸が正しく行われる

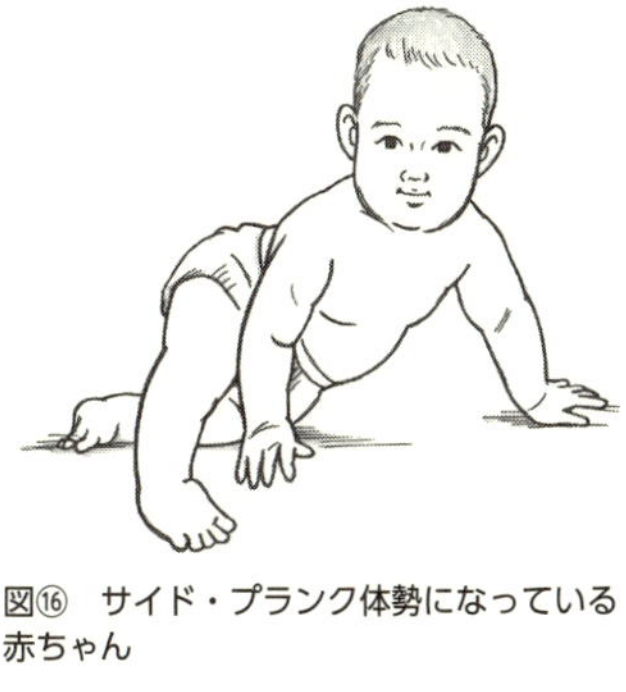

図⑯　サイド・プランク体勢になっている赤ちゃん

ためには、臀部の筋肉の働きが必要です。もし臀部の筋肉が正しく使われない場合、ほかの筋肉を使った代償運動が起こることになり、体幹を正しく使うことは難しくなります。

また、正面を向いた普通のプランク（註：うつ伏せの状態で、肘とつま先を支点に体を起こし体幹を地面と平行に保つエクササイズ　図⑰参照）や腕立て伏せのように身体を上半身と下半身で安定させて、体幹を鍛えるトレーニングがありますが、これも元々は赤ちゃんの動きが基本です。生後6か月の赤ちゃんは、うつ伏せになったらすぐに腕立て伏せをするように上半身をぐいっと起こします。そしてこれを何度も繰り返します。

腕立て伏せで背中が反ったままの人はいませんか？

これは体幹の安定性を確保せずに腕立てをやっているケースですが、文字通り腕だけで腕立て伏せをやっていて、腰を痛める可能性があります。背中を反らせた状態での腕立て動作は、体幹か

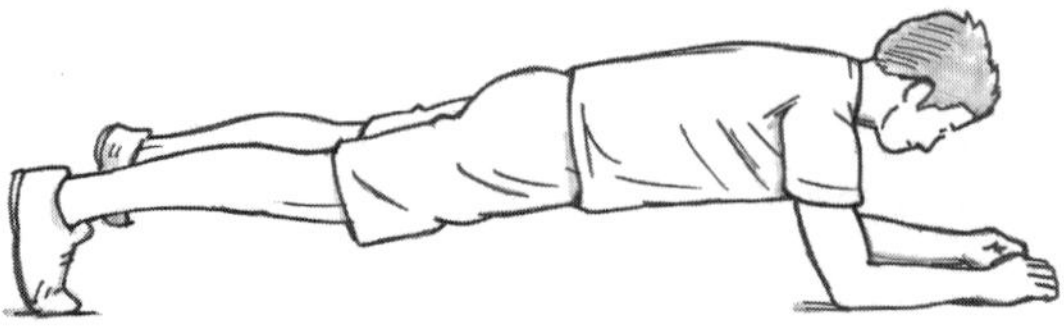

図⑰　プランク

ら肩甲骨、肩、そして腕との繋がりが途中で分断されてしまっています。その時は腕立て伏せのトレーニングをしている気になるかもしれませんが、続けていけば肩などに負担がかかり、痛みが出る恐れがあります。

腰を反らせながら腕立て伏せをするという行為は、腕を使っての腕立てという動作自体は達成されています。しかしながら、身体の安定性を身に付けて手を動かすという意味での〝正しい〟腕立て伏せの準備はできていないのです。

トレーニングを行うということは、ただ単にその動作をすればいいというものではありません。大切なのは身体の安定性を確保したうえで、動かすべき部分が動くということの確立です。そういったトレーニングは少ない負荷で、効率的に身体が動かせるようになるうえに、怪我のリスクも少ないのです（安定性を確保せずに負荷が多くなると、腰が反ったり、肩がすくんだり、代償の動作が出がちです）。

筋肉が身体を動かすの？

一般的に、日本人は身体感覚に関しては、アメリカ人よりも意識が高いと思います。「今日は重心が前だ」とか「後ろだ」とか分かるのも素晴らしいですが、何より自分の身体の調子を理解しようとする意識の習慣化が日本人を世界トップの長寿大国にしている理由かもしれません。また身体の調子を表現する際に、間接的な表現ができ、擬音語や擬態語に優れている日本語は、自身の身体の感覚を掘り下げる恰好《かっこう》の言語なのかもしれません。こうして感覚で捉《とら》えた身体の調子は意識的に修正されて、身体の各部分にフィードバックされていくわけです。こういった習慣の繰り返しが病気や障害の予防に繋がっているのかもしれません。

さて、そんな意識的な身体調節に優れている日本人ですが、無意識の身体の動きはどうでしょうか。

スポーツの現場では、無意識の動きが結果を左右します。意識的に身体を動かす技術は非常に重要です。しかし、緊迫した局面では、意識的に身体を動かすというよりは、無意識に、勝手に身体が動くというほうが結果に繋がることが多いと思います。

　例えば野球のピッチャーが球を投げてから打つまでの間に、バッターがグリップの位置がここで、手首をこのように出してきて、バットの軌道をコーチに言われた通りに出そうとしたが、ボールが変化してきたので、バットのヘッドの角度を修正して球に当てようなんて、意識していることを書いているだけでもたくさんありすぎて、大変そうな作業です。

　試合後のヒーロー・インタビューなどを聞いてみると、「がむしゃらに振っていきました」とか「無我夢中でした」といったコメントはよくありますが、「意識的に手首の動きを変えたので打てました」という話はあまり聞きません。緊迫した試合の状況では、アスリートは意識的に身体の動きを調節してパフォーマンスを発揮するというより、身体に染みついた無意識の動きが行われているようです。

　実際、私が見てきたメジャー・リーガーやマイナー・リーグの有望選手たちは、無意識の動き、身体に任せた動きをしていました。メジャーの選手は日々の練習に熱心に取り組む反面、練習をどこで止めるか知っていましたし、マイナー・リーグではそういった判断ができるようになることもメジャーに上がるまでのステップの一つです。

私が担当した選手に非常に熱心に練習に取り組む選手がいたのですが、コーチたちの言うことをはじめ、いろいろなことを自分の頭であれこれ考えすぎてしまい、打席で身体が動かなくなったことがありました。意識的にいろいろやろうとしすぎたことに気づいた彼は、不振を自分の技術のせいにはせずに、メンタル面でのアプローチを変えることでスランプにハマるのを防ぎました。

同時にコーチもスイングをあまりいじろうとはしませんでしたし、彼が自由に身体を動かせるような環境をつくることに専念していました。彼もコーチも無意識の動きの重要性を理解していたのです。

それでは、身体を動かす時に意識的に動かすことと無意識のうちに動くことは、実際にはどう違うのでしょうか?

身体を動かすのは当然筋肉ですが、神経からの指令が届かなければ動きません。どの筋肉も勝手に動くことはなく、神経からの指令があって初めて筋繊維が収縮するのです。その神経を統括しているのが脳ですから、脳から送られる信号が意識的にしろ、無意識にしろ、筋肉を動かしています。

実は神経線維と繋がっている筋繊維にはONとOFFのスイッチしかないのをご存知でしょうか？

脳からの指令で神経線維に電気が走ります。その神経線維が繋がっている筋繊維に電気が届き、ONとなるわけです。しかし、その筋肉の中のすべての筋繊維に一度に信号が届くわけではありません。それでは例えば腕を曲げるという動作も毎回全力で曲げることになってしまいます。神経線維が筋繊維と繋がっている個所は1平方マイクロメートル、すなわち0・001平方ミリメートルという極めて小さなスペースに1万個あると言われています（出典：http://physrev.physiology.org/content/92/3/1189.long）。これだけスイッチの数があるからこそ微妙な動きの調整も可能なのです。

例えばテーブルの上のペットボトルを持とうとして腕を動かすとします。しかるべき筋繊維に電気が届き、腕は適切な速さの動作パターンで、目からの視覚情報や耳からの平衡感覚を利用しつつペットボトルに手が届きます。そして手のひらを開き、適切な力でペットボトルを握り、持ち上げます。ペットボトルの想像し得る重さをあらかじめ想定しているので、それを持ち上げるのに十分な握力を発揮します。それが可能なのは、日常的にこの状況を経験して頭に情報がインプットされているからです。ただ単にペットボトルを握るだけの話ですが、人間の身体って本当にすごいなと感じる次第です。

それでは、脳はどのようにして筋肉を動かせるようになっていくのでしょうか?

中枢神経の発達と動きの完成

脳が筋肉を動かしていく過程を見ていくためには、脳が筋肉を動かし始めた時のことを知るとよいと思います。というのも、人間の赤ちゃんが生まれてくる時、脳は未完成で、まだ脳が筋肉の動かし方を知らない状態です。赤ちゃんはこの世に生を受けてから1年ほどかけてやっとよちよち歩けるようになるのですが、この間に何が起こっているのでしょうか?

人間の脳は生まれた時点では成熟していません。呼吸をするなど、外からの刺激を受けて中枢神経が徐々に完成されていくのです。この際、最も重要なのが感情です。赤ちゃんはお母さんのおっぱいや興味を引くもの、例えば音やカラフルなおもちゃなどをまずは探そうとします。また、感覚を刺激するものがある方向に行きたいという欲が赤ちゃんの身体を動かしていきます。

新生児の原始反射テストに、赤ちゃんの目を覆うテストがあります。目を覆うと赤ちゃんは反射的に首を動かして光を探そうとします。光でさえも赤ちゃんには大切な刺激であり、それを求めようとするプログラムが組み込まれているのです。原始反射は脊柱《せきちゅう》や脳の奥深くにある脳幹レベルでの活動であり、まさに持って生まれたプログラムだと言えます。その遺伝子的に組み込まれたプログラムにより、新生児は脳の中枢神経の発達に合わせて、段階的に骨格、筋肉ともに発達していくことになります。

3か月ぐらいすると首が据わり、4～5か月経てば寝返りをうったり、6か月では仰向けで寝た状態で足の指を触ったりするようになるのは前述の通りですが、これも段階的に中枢神経が発達して、脳からの指令が身体の末端まで〝届く〟ようになってきた証拠です。逆に言えば、赤ちゃんの動きを見れば、その子の月齢が親に尋ねなくても分かるのです。

生まれてから立って歩けるまでの最初の1年は、脳の大脳皮質より下のレベルでの活動が主です。大脳皮質は記憶や感覚、思考や言語など脳の高次機能を司る部分です。これほど高度ではありませんが、原始的でもない小脳レベルの運動機能が最初の1年で発達していきます。この小脳レベルの運動機能とは平衡感覚や随意運動、筋肉の共同収縮などです。

平衡感覚は言うまでもなく、バランスの要素です。耳の三半規管や目からの視覚情報、各関節にあるセンサー（受容器）からの情報をもとに、身体を安定させられるように発達していきます。立ち始めたばかりの1歳児がふらふらしてバランスがうまく取れないのは、骨格や筋肉の未発達もありますが、こういった感覚がまだ未成熟であるからでもあります。

随意運動とは、意図した運動をするということです。赤ちゃんは生後半年くらいで、意図せず動いてしまう状態から、意図して動かす、つまり目的のある動作ができるようになります。例えば赤ちゃんの目の前におもちゃを差し出します。生後3か月まではじたばた手や足を動かすだけなのですが、6か月ぐらいになってくると手を伸ばしてそのおもちゃを握ろうとします。また握ったら今度は口に入れて舐めます。これはおもちゃを取りたいという意志があり、肩や肘、手首の関節を動かしておもちゃを取るという動作です。またそれを口に入れてみたいという欲求があってのおもちゃを舐めるという動作です。

私たちが気づかないくらい当たり前のことなのですが、このような意志や意図があっての動作をする時に「共同収縮」という作業が行われています。例えば机の上のペットボトルを持ち上げる際に、上腕二頭筋という腕の筋肉を使って持ち上げますが、ある位置で止まります。肘を完全には曲げきりませんよね？

ここで考えていただきたいのは、肘を曲げることを途中で止めようと思ったら、上腕二頭筋の収縮を止めればいいと思いがちですが、止めてしまったら肘が伸び、ペットボトルが下に落ちてしまいます。つまり、上腕二頭筋の収縮は止めずに、反対側の筋肉（＝上腕三頭筋）の収縮によって曲がり続けることを止めることができるのです。上腕三頭筋は肘を伸ばす筋肉ですから、曲げる二頭筋に対して拮抗《きっこう》して働きます。こうしてちょうど良くバランスが保たれた時、ペットボトルは望んだ場所で止まることになります。

止まったまま、キャップを開けて中身を飲み干す。こんなことができるのも筋肉の「共同収縮」によるものなのです。

こういった小脳レベルの運動発達が生まれてから最初の1年でなされるわけですが、私たちがいま、無意識的に行える多くの動作はこの最初の1年で発達します。親になって初めて分かりますが、自分の子供が何か一つ新しい動作を覚えた時の喜びは格別です。ですから、自分の娘が立って歩いたなんて想像しただけでもたまりませんし、早く立って歩いてもらいたいという期待も出てきます。だからこそ、少しでも早く立って歩くという動作が目標になりがちなのですが、それを早く求めてはいけません。正しく立ち歩くためには、そこに至るまでに仰向け、寝返り、うつ伏せ、四つん這い、体育座りなどたくさんのプロセスがあり、これら一つひとつがクリアしていくべき目標なのです。

そしてどの局面でも呼吸による腹腔内圧は必要になってきます。あまりにも早く赤ちゃんを立たせたり、歩かせたりしようとすれば、腹腔内圧が高まっていない状態、つまり「代償の動作が起こりがちな状態」のまま立ったり、歩いたりすることになります。

昔の広い日本家屋ならいざ知らず、現在の狭い住宅環境のなか、たくさん摑まったりサポートしたりできる家具や道具があって、いまの赤ちゃんは苦労せずに立ち上がれるのかもしれません。またどれだけ早く立てたか、歩けたかという話に対して、「うちの子はまだ立てない」と焦りを感じるような風潮もあります。

しかし、私は最初の1年でするべきことを焦らずゆっくりさせてあげるべきなのではないかと思います。これが大脳皮質レベルでの高度な運動発達のベースになるのは言うまでもありません。この段階でしっかりと発達できていない場合、大人になった際に身体のどこかに不安定性が見られ、関節のゆがみや痛みとなって現れてくるはずです。

では大人になってしまったらもう遅いのか？

そんなことはありません！　もう一度〝赤ちゃん先生〟に見習って呼吸から見直し、赤ちゃん先生のように身体を動かしてみるエクササイズをしていけばいいのです。それは第五章で紹介します。

最近では様々な雑誌やメディアに体幹、またはコアというコンセプトが紹介されて、だんだん一般の方々にも認知が広がってきています。「体幹の安定性」「コア・スタビリティー」というコンセプトはそんなに珍しいものではありません。しかし、これらのコンセプトは昔からある「腹筋・背筋運動」と、動きとしては似た部分があったり、腹筋や背筋に刺激を入れるだけで「コア・スタビリティー」と謳《うた》っているものも見受けられたりします。体幹を鍛えるだけや逆三角形の上半身、六つに割れたお腹を見せびらかすために「コア・スタビリティー」があるわけではありません。何のために体幹が安定しなければいけないのかをもう一度考えてみましょう。

そしてこのコア・スタビリティー・トレーニングは自分が赤ちゃんだった時からもうすでに始まっていたのです。あなたが生まれたばかりの時、足や手を動かしているのですが、どちらかというと勝手に「動いてしまう」と言ったほうが正しいかもしれません。この頃は身体の一部が動けば、身体全体が動いてしまいます。しかも目的がなく、よじれたりもだえたりするような動きが多いのです。しかし、呼吸を始めて3か月ほど経てば脊柱、胸郭、骨盤が安定するので、手や足を動かしても必要以上にほかの部分が動くことがなくなってきます。

生まれてから6週間ぐらいでこういった安定性が出てくるそうですが、この安定性こそが、「コア・スタビリティー」と言われるものなのです。つまり体幹が安定して初めて、自分が行いたい動作、例えばペンを取る、振り返る、歩く、走る……といった動作を行えるようになるのです。

大人が日常の生活で失うもの

この世に誕生してから、３か月、６か月、１年と月日を追うごとに、私たちは呼吸を通して身体の成熟を手に入れるというお話をしました。赤ちゃんや幼い子供が寝息を立てている様子を見ると、お腹を大きく上下させ、小さな身体全身を使って深くゆっくりとした呼吸をしていると思います。

私たち全員が一度はその深くゆったりとした呼吸を獲得したはずなのに、いつどこでその呼吸を失っていくのでしょうか？　その原因は何でしょうか？

その理由はいくつか考えられると思います。まずは日々のストレス。呼吸と感情は密接な関係があると言われています。何かを我慢したり、怒りを感じていたり、常に心が落ち着かなかったり、そんな日々を過ごしていると交感神経が優位になりやすく、呼吸が浅くなる傾向にあります。

例えば満員電車や人ごみのなか、自分が快適と思えない環境にいる時、人は息をひそめ、呼吸を止めて時間を過ごす傾向にあります。満員電車で自分の顔の直前には誰かの頭があって、横を見ても誰かの背中で、後ろには誰かのカバンがあたっている……そんな状況で深い呼吸をしている人がいれば、その人は相当鍛錬を積んだ人でしょう。ほとんどの人が自分の呼吸が浅くなっているはずです。

また内臓疾患が影響することもあります。体内の酸性とアルカリ性のバランスが崩れると、呼吸のリズムが変わるという報告もあります。私たちが普段意識していない呼吸は、様々な要因によって変化をしていることがお分かりでしょうか?

それから、若い女性のなかには少しでも自分の姿を細く見せようと、スキニー・ジーンズやペンシル・スカートをはくために、お腹を縮めている人もいます。ガードルをはくというのも同じかもしれません。そういった外的な圧力によって、本来であれば柔らかくゆったりとした腹部で呼吸ができることが理想的なのに、自ら呼吸ができない状況をつくってしまう。

そして一番大きな要因が、運動不足と間違った運動方法がもたらす呼吸不全なのかもしれません。呼吸を促すには筋肉が必要になります。横隔膜は筋肉ですし、横隔膜をサポートするほかの呼吸筋ももちろん数多くあります。そういった筋肉が収縮と弛緩《しかん》をしやすい環境をつくるためには、全身の筋肉の働きを円滑にしておく必要があります。しかし現代社会においては多くの人が運動不足になっており、筋力が大きく低下しています。そして運動をしている人でも頑張り屋さんの日本人は、息を止め、歯を食いしばって運動をしているケースがとても多いのが現状です。

ストレッチにしても、トレッド・ミル（ランニングマシン）での少し速いランニングにしても、ウエイト・トレーニングにしても、エアロビクスにしても、トレーナーから「呼吸していますか～？」と何度言われるか分からないほどです。そこで「はっ」と呼吸をしていなかったことに気がつきます。それでは運動をしている効果はないと思っていいでしょう。

さらに正しい呼吸法を知らないということも大きな要因かもしれません。「ゆっくり吸って倍の長さで吐くといい」などはよく聞きますが、では「その時の身体の使い方はどうなっているのか」という話については詳しく聞くことはあまりありません。

先日、妻が買った女性誌に「呼吸でさらに代謝を上げる」という特集がありました。様々な呼吸法ができることはとても大切なことです。吸いながらお腹を膨らませる、吐きながらお腹を緩める。吸いながらお腹を凹ます、吐きながらお腹を膨らませる……どのような方法でやるにしても、大切なのはどの部分に焦点を当ててそういった呼吸法を行うかです。

これまで述べてきたような横隔膜の主呼吸筋としてのあるべき姿や副呼吸筋が過剰に緊張しない状態など、それぞれの呼吸筋の働きを最大限にした状態を理解したうえでそのような呼吸運動を行うと、より一層効果が出るはずです。ただお腹を膨らませたり凹ませたりしても、身体に不必要な緊張を生むだけで、マイナス要因になることもあるのです。

赤ちゃんに学ぶ頭の持ち上げ方

突然ですが、あなたは自分の頭を持ち上げることができますか？
「いや、そんなことは簡単だろう」と思う人もいるかもしれません。しかしこれが結構難しいのです。

立っている時に頭が前に出てきているような人を見かけたことはありませんか？
駅で電車を待っている人、座ってスマホをいじる人、カフェで食事をしている人。思ったよりも多くの人の頭が前に出てきています。これは「フォワード・ネック」と呼ばれている状態です（図⑱参照）。「ストレート・ネック」と呼ばれることもあります。「立っているのだから頭を持ち上げているのは当然じゃないか」と思った人、確かにそうですよね。

ここでフォワード・ネックの人々がうつ伏せに寝たところを想像してみてください。そのままの状態では首が前に出ていて息がうまく吸えないために顎を持ち上げます。そう、立っている状態で上を向いているような形です。そして口を開いて

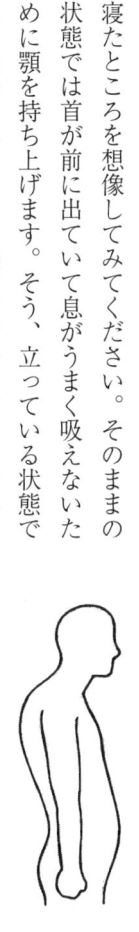

図⑱　フォワード・ネック

呼吸をするのです。

一方、赤ちゃんはそんなことはしません。できないと言ったほうがいいかもしれません。生まれてすぐの赤ちゃんは首の筋力がないために顎を持ち上げることができません。しかしそのままではうつ伏せになった時に息ができなくなるので、横を向いたりします。そして3か月ほど経つと、うつ伏せの姿勢から頭を持ち上げることができるようになります。単純に「ああ、息を吸うために頭が上がってくるのか」と思えば当たり前のようにも思えるのですが、この頭を持ち上げる動作が首の筋力を必要とせずになされているところに注目してください。

繰り返しますが、通常顎を上げる際には首の後ろの筋肉を使っています。しかし首の後ろの筋肉のみでは顎が上がるだけで、頭は後方へと回転させるにとどまります。頭を全体的に持ち上げるのは首よりも下にある胸椎の筋肉が必要になるのです。そうすると顎を引いたまま頭を持ち上げることができます。

背骨のすぐ横には大きな筋肉が左右に付いていて背骨を支えています。腰が痛くなった時にほぐしてもらうと気持ちいい、あの筋肉です。それは腰だけでなく、そのまま頭まで繋がっています。

背骨のS字カーブの影響で腰と首の部分は収縮し緊張しやすいのですが、その間の部分、胸椎と呼ばれる部分はなかなか緊張してくれません。しかし3か月の赤ちゃんを見ると見事にこの部分が収縮し緊張して頭を全体的に持ち上げているのです。

そして繰り返しになりますが、3か月では肘で上半身を支えながら頭を持ち上げていた赤ちゃんも、6か月になると腕立てのように手で上半身を持ち上げます。驚きなのは胸椎がまっすぐ、もしくは反るように持ち上がっているところです。まだ柔らかい未完成の骨格だから反ることができるのでしょうが、大人はこのようにはいきません。少しでも後ろに反るように動けばかなり楽に身体を動かすことができるのですが、大人にはまったくと言っていいほど後ろに反って動かすことのできない人がいます。

前出の首が前に出ている人もそうですし、猫背の人もそうです。また腰が痛い人や膝が痛い人にもよく見られます。もちろん背骨の構造上、前に曲げる動作よりも後ろには曲がりませんが、多少なりとも反る方向に胸椎は動くはずなのです。

ある文献によれば胸椎は約15度から20度伸展方向（反る方向）に動けるということが

分かっています。赤ちゃんのように胸椎から頭を持ち上げることができればいいですよね。

同じ上を見る動作でも、胸から頭全体を持ち上げるのと顎だけを持ち上げるのとでは大きく違うのです。首や腰に頼らず、胸椎で頭を支えることができれば腰痛や首痛、肩こりの原因となっている頸椎や腰椎の負担を減らすことが可能になります。

頭はスイカ一つ分、約5〜8キロの重量があると言われています。これを身体の一部だけで支えるのはとても大変です。とくに胸椎が前に曲がってしまっている場合〝スイカ〟を支えるには頸椎でカバーするしかありません。その重さを支えるために余計な負担が首にかかるため、首が痛くなったり、肩が凝ったりします。もしくは骨盤全体を前に持っていきお腹を前に移動させることで、後ろに曲がった胸椎のバランスを取る場合もあるでしょう。その際は腰に余計な負担がかかるため、腰痛の原因となります。

まずは胸椎を真っ直ぐに保ち、頭を胴体の上に〝載せる〟イメージを持つと腰や首の負担は減っていきます。普段から背中で頭を持ち上げて顎は手前に引くようにすると、赤ちゃんのような素晴らしい姿勢になるのです。

コラム3 胸を張る、という誤解

男性は胸を張って日々を過ごすことが多いように思います。「胸を張って歩きなさい」と私もよく母親に言われたものです。そして胸を張るというと、どうも肩甲骨を背中で近づけて、腰を反らせて胸を前に出す動きをする人が大半だと思います。もうお分かりかと思いますが、この腰を反らせて胸を前に出す動きでは肋骨が浮いてしまいます。「胸を張る」という言葉自体に誤解があることが分かります。

またスーツを着ていると身も心もピシッとします。身がピシッとなった時にはどうなるでしょうか？　胸を張って自分を大きく見せるようなところがありませんか？　仕立てのいいスーツに身を包むと、心も大きくなったような感じがしますよね。

しかし、胸を大きく見せるために胸の筋肉——大胸筋——を張ると、肋骨が持ち上げられ、息を吐く時に必要な「肋骨を下げる動き」が制限されるようになってきます。

横隔膜を使って息を吐くには、息を吸って横に前に広がった肋骨が下に滑り降りる必要があります。それから肋骨の間の隙間が少しずつ狭まり、肋骨の裏の筋肉の緊張、胸の周りの筋の緊張が緩み、少しずつ重力にも助けられて胸郭全体が下りることにより息を吐くことができます。

しかし多くの男性は、胸を広げ自分の身体を大きく見せる姿勢を保つために、胸の周りの緊張が高くなり、こういった肋骨の動きを阻害してしまっているのです。心理状態によっても姿勢は変わってくると言いますが、往々にして多くの男性は吐く息を阻害する状態にある胸郭のままで生活をしています。

では、どのような状態を「胸が張れている」と言うのでしょうか？

答えは「胸を張っていない状態」です。怒られるかもしれませんが本当です。

まずは息を吐くことで肋骨をお臍《へそ》の方向に下げていきます。そして顎を引いて頭を天井の方向に引っ張り上げるようにします。最後に肩甲骨の力を抜いて肩をだらんと落とせば、胸を張った状態の完成です。

一言も「胸」という字が出てこないことにお気づきでしょうか。胸を張る時に本当に胸を前に出してしまうのではなく、肋骨や胸椎、頭の位置を正すだけで誰でも無理なく自信に満ち溢れた姿勢を手に入れることができるのです。

第四章

身体のトラブルと呼吸の密接な関係

本章では私たちの日常にある問題、例えばダイエット、肩こりや腰痛、ストレスや自律神経などに注目して、呼吸がどのようにこれらと関わっているのかを中心に見ていきます。

痩せなくちゃ症候群

「日本は空前のダイエットブームです」と言われ続けてもう何年経つでしょうか。手を替え、品を替え、様々なアイデアやツールが世に出されては消えていきました。しかし健康グッズや流行のエクササイズは留まるところを知りません。海外にいた私でさえもそのような情報を耳にしましたし、テレビの世界でも様々なエクササイズ専門のタレントさんやプロの方々が取り上げられています。しかし、数年後には「あれ、最近耳にしないな……」となっているのかもしれません。

もしかしたらメディアの取り上げ方、消費者の捉《とら》え方にも問題があるのかもしれませんが、ターゲットになっているのは言うまでもなく「痩《や》せたい」という願望でしょう。

もはや日本人なら誰もが心の隅で燻《くすぶ》らせる、「痩せなくちゃ」の思い。健康グッズや流行のエクササイズは耳元で悪魔の「痩せなくちゃ」の囁《ささや》きを煽《あお》り、呪文のように唱え続けさせます。

果たして日本人はそんなにまでして痩せなくてはいけないのでしょうか？

確かに日本人の平均体重は増加する傾向にあります。とくに男性は女性より体重の増加が多いそうです（出典：図録・日本人の平均身長・平均体重の推移：http://www2.ttcn.ne.jp/~honkawa/2182.html）。しかし、同時に平均身長も増加しています。身長が伸びるぶん体重も増えていって当然です。もしかしたら日本人が頭に描くあるべき体重と、身長にマッチした体重にズレがあるのかもしれません。女性の場合は戦後で一番摂取カロリーが低い状態であり、ある意味栄養不足の値さえ示しています。

いずれにせよ、肥満大国アメリカから十数年ぶりに帰国した私にとって、日本人の「痩せなくちゃ」の声の多さにはびっくりさせられます。私の周りにいるふくよかな人はもちろん、痩せている人も、一様に「痩せなくちゃ」と言うのです。「なぜなんでしょうか？」と考えると違う本が書けそうですが、私はあえて「痩せなくていい」「痩せたいと思っている人ほど十分に痩せている」と言いたいのです。

もちろんアメリカにも肥満であることを気にしている人がたくさんいますが、どんな人でも共通して「私は私である」と自己を認め、楽しく暮らしているという特徴があります。メディアの論調や周りの意見に惑わされず、社会、一般が発している言葉に誘導されるのではなく、主体性を持って痩せることを選択するのです。

ただ熱しやすく冷めやすいのもアメリカ人の特徴です。一度「これだ」と思ったエクササイズは徹底的にやりますが、冷めるのが早いというのも事実です（某ブートキャンプなど）。しかしながら、アメリカ人は痩せるために〝運動〟をその方法の一つとして選択することが多い気がします。日本人は普段から「痩せなくちゃ」と体重を気にすることで体重をコントロールして、食べる量を減らしたり、食べ物を変えたりしていますが、最初から運動を選択する人は少ない印象です。

ここで私が言いたいのは「アメリカと日本、どちらがいいかということではなく、そろそろ『痩せなくちゃ』という悪魔の囁きと縁を切り、『なぜ痩せるべきなのか?』というところに主眼を持っていってもいいのではないでしょうか?」ということです。モテたいから、見た目が良くなりたいからという人に限ってすでに痩せています。やはり痩せるということの最大の目的は健康になるためのはずです。

そもそも健康とはなんでしょう？

「Health is a state of complete physical, mental and social well-being and not merely the absence of disease or infirmity.（健康とは、病気でないとか、弱っていないということではなく、肉体的にも、精神的にも、そして社会的にも、すべてが満たされた状態にあることをいいます。日本WHO協会訳）」

世界保健機関（WHO）ではこのように解釈していますが、広義に捉えるとするならば、私は健康とは〝幸せであること〟だと思っています。いつもどこでも「痩せなくちゃ」と悪魔に囁かれているようでは、とても幸せであるとは言えません。痩せなくていいので、健康になってほしい。そう願ってやみません。

続痩せなくちゃ症候群

「『痩せなくちゃ』と考えている人ほど、十分に痩せている」と書きましたが、私は日本人で本当に健康上痩せなくてはいけない人はさほどいないと感じています。「長い間、肥満大国にいたから、麻痺しているんじゃないの？」と言われそうですが、日本人の「痩せなくちゃ」の意味を考えると、やはり「痩せなくていい」と思わざるを得ません。「痩せなくちゃ」と考えた後、実際に痩せたとします。そもそもそれはどのような身体なのでしょうか？

思い浮かべてみてください。女性のアナタは、雑誌のモデルのようなスリムな身体を思い浮かべましたか？　それとも白人のように凹凸のある、出るとこは出て、引っこむところは引っこんでいるプロポーションのある身体でしょうか？　男性だったら、ボディ・ビルダーのような筋肉隆々の身体でしょうか？　それとも近年のはやりのボクサー体型のような「細マッチョ」でしょうか？

同じ「痩せなくちゃ」でも、思い浮かべる理想像は人それぞれのはずです。

私が以前担当していたチームのドミニカ人選手がトレーナー・オフィスにある日やってきて、ホワイトボードに1本、縦に直線を引きました。その横の線には1本の線に少し膨らみがあります。線を書くにつれてその膨らみは大きくなっていき、4本目はもう半円を描いています。私が「これは何？」と聞くと「Japan, US, Mexico, Dominica」と言うのです。要するに、それぞれの国で理想とされるお尻の形を横から見た図をわざわざ人種別に描いてくれていたのです。私が日本人のトレーナーだからわざわざ日本人の尻のイメージを入れてくれていたのですが、これには驚きました。なぜならば、平らな日本人のお尻はまだしも、ドミニカの理想のお尻はほぼ半円だからです。その選手に聞けば「大きければ大きいほど良いとされる」と言っていました。

日本では見たこともないようなレベルですが、人種によって理想とされる体形も違えば、考え方もまったく違うのです。そして自信を持ってお国の尻自慢をしてきます（笑）。日本人は画一的なことに目が行きがちです。しかもスーパー・モデルのような脚の長さを持っていない、あの女優さんのようなプロポーションではないなど、ないモノ尽くしです。

あなたにあるものは何でしょうか？　ないものを気にしすぎて、自信が持てなくなるくらいなら、あるものを自慢するくらいでちょうどいいのではないでしょうか？

お腹は凹んでなくていい？

いつの時代からお腹が出ていることが悪いと言われるようになったのでしょうか？　人々が裕福になり、食料も豊富になり、お腹がポッコリ出た人が現れるようになったからかもしれません。また、メディアの力も大きいのかもしれません。新聞や雑誌、テレビによってつくられる、〝美しいプロポーション〟のイメージにはお腹が出ている人は出てきません。

確かに内臓脂肪や皮下脂肪が増えすぎてお腹が出てしまうのは、健康上良いとは言えないでしょう。しかし、こういったイメージからか、実際に脂肪がお腹にあまりついていない人たちもお腹を常に凹ませて、普段暮らしているのではないでしょうか？

ここで私はあえて「お腹は凹ませなくてもいい」と言いたいのです。

ミケランジェロの傑作、ダビデ像のお腹をじっくりと見たことがありますか？ダビデ像はルネッサンス期に作られ、人間の力強さや美しさを非常によく表しています。私のようなアートの才能を持たない人間でもほれぼれしてしまうくらいです（笑）。なぜほれぼれしてしまうのかというと、腹部の膨らみにつきます。ミケランジェロの表現力には驚くばかりですが、しっかりと空気が入って身体が安定している感じがするのです。巨人ゴリアテに挑む前のダビデという設定のようで、戦いの前に腹腔内圧（ＩＡＰ）を高めている様子が分かります。しかしダビデ像のようなお腹の膨らみ具合は写真の見栄えがよろしくないようで、近年のモデルは腹部がぺったんこです。

近年流行のエクササイズや呼吸法では、前述の「痩せなくちゃ」の囁きに応えるように、お腹を凹ませるものが多い気がします。こういったエクササイズや呼吸法が入れ代わり立ち代わり〝流行〟するのはやはり「痩せなくちゃ」「痩せて見えなくちゃ」の囁きがあるからでしょうし、それに応えるような物が良く売れるのは当たり前だと思います。そして「痩せなくちゃ」の根底には「お腹は凹んでないといけない」という強迫観念がこびりついているのだと思います。

しかし、ダビデ像に見えるようにお腹は凹ませなくてもいいのです。心身の健康を真摯《しんし》に考えると、お腹はむしろ呼吸によって膨らませたほうがいいのです。

何度も言いますが、呼吸は肋骨によって守られている肺に、横隔膜をメインにして空気を入れていく動作です。肺自身が空気を取り込んでいるイメージを持っている方が多いかもしれません。しかし何度も繰り返しますが、肺には筋肉はありませんので、肺自身が動くことはできないのです。肺のすぐ下にある横隔膜が上下することによってピストンのように空気を出し入れしているのです。

さらに復習になりますが、横隔膜は筋肉ですから緊張していない時はほかの筋肉と同じように緩んで筋繊維は長くなっている状態で、肺のすぐ下でドーム状の形をしています。横から見るとみぞおちのあたりから背骨上に向かって半円を描いているように見えます。これは肺にはあまり空気が入っていない状態、つまり息を吐いた時です。

反対に息を吸う時は横隔膜が緊張して、筋繊維が短くなります。ドーム状だった横隔膜の筋繊維が短くなる（筋肉が収縮する）ので、ドームの屋根が下がってきます。すると空気圧によって肺に空気が流れ込んでくる仕組みになっているのです。この動作ができるためにもお腹周りは緩んで空間を広く保つことが大切なのです。

これがお腹を膨らませることとどう関係があるのでしょうか?

横隔膜の下にある内臓たちは腹膜や腹筋群によって守られています。肺のように骨によって守られているわけではないので、ある意味流動的、動きやすい容器に入っていると言えます。腹壁が骨のような硬いもので囲まれていないことで、腹壁が風船のように膨らみ、動きやすい〝容器〟になり、内臓たちは様々な場所に動くことでスペースを確保します。

呼吸とともに内臓が前や後ろ、左右に動くことによって、お腹が膨らむように見えるのです。「お腹は呼吸によって膨らませたほうが良い」と申しましたが、普通に呼吸をしていれば、人間の身体はお腹が膨らむように出来ているのです。人間にとって肺や心臓と同じように大切な内臓たちがなぜ骨で守られていないのか、それはこの呼吸を自由にできるために必要だからだ……私にはそう思えてならないのです。

しかしながら、自然にお腹を膨らませて呼吸できる人は少なくなってきています。そして日々、パーソナル・トレーニングなどの仕事を通して感じるのは、自然な呼吸ができない場合の代償パターンは男女で違うということです。全員がそうとは言い切れませんが、傾向としては、〝吸えない女、吐けない男〟です。これは一体どういうことなのでしょうか。次節で見ていきましょう。

呼吸筋と副呼吸筋

厚生労働省の調査（平成22年国民生活基礎調査:http://www.mhlw.go.jp/toukei/saikin/hw/k-tyosa/k-tyosa10/3-1.html）では人口1000人に対して肩こりの自覚症状のある人が、女性で約130人、男性は約60人となっており、肩こりに関しては圧倒的に女性のほうが多いようです。また別の調査では（2013年ライオン調べ）、20代から50代の女性の約65％がつらい肩こりや痛みに悩まされているそうです。なぜ女性のほうが多いのでしょうか。まずは肩こりのメカニズムに迫っていきたいと思います。

実は肩こりの直接的な原因となるものの存在は明らかになっていません。腰のヘルニアだったら腰椎椎間板の変形、変形性膝関節症であれば膝の軟骨の劣化や減少といった具合に特定できる要素があるのですが、肩こりの場合はとくにそういった要素が明らかになっていないのです。

しかし、原因として考えられるものとしては、姿勢やストレス、時にはホルモンの分泌量との関係性が指摘されたり、冷えなども原因として挙がることがあります。これらが要因となって首や肩の筋肉の緊張を引き起こし、血流が低下し、筋肉が〝凝り固まる〟ことによって肩こりが起こると考えられています。

肩や首の筋肉が緊張すること自体はとくに悪いことではありません。筋肉は基本的に緊張したり弛緩したりすることで関節を動かすものだからです。問題は肩や首の筋肉が緊張したまま緩むことができなくなってしまった状態、つまり関節を動かせずにいることであると私は考えます。

筋肉の内側にも血管は通っており、筋肉は血管のポンプ作用――血流を促す――をアシストする働きがあります。「ふくらはぎの筋肉が下半身に溜まった老廃物をポンプしてくれるから、ウォーキングなどの運動は下半身のむくみを解消するためにもいいのだ」といった話を聞いたことがあると思います。肩や首の筋肉も収縮すれば筋肉中の血液を押し出し、弛緩すれば筋肉中に血液を呼び込みます。肩こりがある人は何らかの原因で肩や首の筋肉が常に緊張状態にあり、血流が少なくなって痛みが生じているのでしょう。

なぜ肩や首の筋肉が緊張したままになってしまうのでしょうか？

それは常に肩や首の筋肉を使ってしまう浅い呼吸をしているからです。繰り返しますが、人は1日に2万回ほど呼吸をしています。2万回筋肉を使って何かの動作を行うとすれば、それはそれは大変なことでしょう。

想像してみてください。肘を曲げる運動を2万回……椅子に座って膝の曲げ伸ばしを2万回……正直自分でも体験したことはありませんが、もし2万回肩と首の筋肉を使って呼吸をするとなると、どんな屈強な筋肉の持ち主でもきっとその疲労には勝てないでしょう。そしてそれを毎日365日続けるとなるとなおさらです。きっとどこかが痛くなってくるに違いありません。

人の身体は楽な動きのほうが好きなので、きっと2万回肩や首の筋肉を使って呼吸をしているうちに、身体にとっていい悪いは別として、それをするために楽な体勢を見つけます。徐々にその楽な姿勢に慣れていき、それは普段の姿勢になります。姿勢が変わるということは日々の生活や習慣に身体が順応するということですから、楽に呼吸をするための姿勢を身体が勝手に見つけ出し、落ち着くのです。

浅い呼吸になってしまった身体で楽に呼吸をするための姿勢は、いい姿勢とは言えません。それでは頭が前に出て、首が突っ張り、背中が曲がった姿勢になるでしょう。

鎖骨、または胸骨から耳の後ろに繋《つな》がる筋肉で胸鎖乳突筋《きょうさにゅうとつきん》という筋肉がありますが、呼吸をする時にこの筋肉を使うようになると、首周りが少しでも楽になるように頭を前に引っ張り出してきます。こうなると、胸鎖乳突筋は常に緊張を強いられます。

第一・第二肋骨から頸椎《けいつい》に繋がる斜角筋という筋肉は、肋骨を持ち上げて呼吸を助けますが、斜角筋を呼吸のメインの筋肉にしてしまうと、斜角筋を楽に動かすために初めから肋骨を持ち上げて肺に空気を入りやすくしていきます。その際、姿勢は肩が持ち上がり、首が短くなったように見えます。この状態では斜角筋が常に緊張しています。

繰り返しますが、こういった肩や首の筋肉は本来、呼吸を助ける役割の筋肉で副呼吸筋と呼ばれています。あくまでメインの呼吸筋である横隔膜を助ける役割であり、これらがメインになって呼吸をすれば、前述のように頭が前にきて、肋骨を持ち上げて呼吸することになります。メインの筋肉として動員されてしまった副呼吸筋たちは、酷使されているうちに楽になる手段を考え、最終的には姿勢を変えてしまうのです。そしてこれら身体にとっては無理のある体勢を続けると、神経が過敏に緊張した状態が起こり、肩こりや首の痛みに繋がるのです。

吸えない女、吐けない男とは？

〝吸えない女、吐けない男〟なんて何かの本のタイトルのようですが、このように書いたのには理由があります。どちらも横隔膜の機能不全には変わりありませんが、前述したように女性の肩こり人口は20代～50代で65％に達すると言われており、横隔膜を使って呼吸ができず、肩や首、胸の副呼吸筋を使って1日に約2万回呼吸をしている人が女性に多いということがわかります。正しく「吸う」という行為ができなくなっているのです。

一方、前出の厚生労働省の調査によると男性の有訴者率では腰痛が最も高く出ています。これは肩こりの多い女性のケースとは逆で、横隔膜が常に緊張状態にあり腰椎が安定できないことによるものと考えられます。こんな時よく見られるのが、肋骨下部がボコッと外に出て横隔膜を引っ張って——収縮させて——いて、横隔膜がリラックスできない状態です（P79図⑧参照）。つまり男性は横隔膜をリラックスさせて「吐く」という行為ができなくなっているのです。

ではなぜ女性は吸えなくて、男性は吐けないのでしょうか？

女性が吸えない原因としては、運動不足による全身の筋力低下に始まり、腹部の緊張が高く、首周りの副呼吸筋を使って呼吸をしていることにあります。言い換えれば横隔膜を使わないで呼吸をしている状態なのです。筋肉は使わなければ弱っていきます。吸えない女性をつくっているのは横隔膜の筋力低下なのかもしれません。

ここでじっくり、息を吸うという動作について何が起こっているのか考えてみましょう。何度も触れていますが、大切なことなのでおつきあいください。

息を吸うという動作に必要な身体の動きとして、

①　吸う息とともに横隔膜が収縮し、それにより肋骨の下部がゆっくりと横に前に広

がる。

② それに伴い、吸気が肺の下部に送り込まれ、深く吸うことができる。

ということがあります。

ところが首肩周りが硬い女性の場合、

① 首や肩の緊張度が高いため、肋骨が引き上げられ、横隔膜が働かなくても空気が入ってくる状態になっている。

② この場合たくさんの空気は入ってこないので、酸素を必要としてさらに首肩周りの筋肉で呼吸をしようとする。それでいっそう首や肩周りの緊張の度合いが高くなる。

という悪循環を繰り返します。

試しに手を肋骨の横の部分に当ててみてください。そしてゆっくり大きく息を吸ってみましょう。あなたの手は肋骨の動きによってどちらに動きましたか？　肋骨が前に広がった人、腰が反ることで胸郭自体が動いた人、または肋骨が横に広がった人もいるかもしれません。もしくはまったく動かなかった人もいるでしょう。

肋骨が横に動いたあなた、正解です！　もちろん肋骨が膨らむので前方にも移動しますが、肋骨の下のほうは横に広がるような動きをするのが正常です。

しかし、何らかの原因で肋骨が横に広がらないで前や上だけに動いてしまっている場合、横隔膜ではなく副呼吸筋を中心にして呼吸をしている可能性があります。また、まったく肋骨が動かない場合も横隔膜がキチンと機能しているとは言えません。

肋骨が動かない場合は二通りあります。まず呼吸をする前、肋骨は下がっている——横隔膜はリラックスしている——けれど息を吸っても動かない状態。つまり横隔膜がどのように働くか分からなくなってしまっている——筋力が弱まっている——ケースです。もう一つは肋骨が継続的に上がりきって開いている——横隔膜が緊張状態——のでこれ以上動かないというケースです。

女性に多いのは前者で、横隔膜を使って息を吸うことが普段からできていないために肋骨が横に広がりません。男性に多いのは後者で、息を吐けないために横隔膜が緊張状態にあり、息を吸っても横隔膜も肋骨もそれ以上は動けないポジションにあるという状況です。

副呼吸筋をメインの呼吸筋として使ってしまうという女性の陥りやすいケースが続くと、肩や首の痛みに繋がってきます。構造的に何かを損傷しているなどの原因がないのが、この場合の首肩の痛みです。これは単純にその周辺の筋肉の過使用によることが多く、呼吸を正しく行えるようになれば、首や肩の筋肉の過使用が減り、痛みが自然と軽減されることが多いのです。

吐けない男性の原因は何でしょうか?

こちらは男性の日々の精神的な緊張と胸を張るという姿勢の誤解に要因があるかもしれません。働く女性が多くなってきた現代社会ですが、男性はまだまだストレスに晒《さら》される日々を送っています。ストレスが多いということは交感神経の働きが活発になる時間が長くなり、横隔膜の緊張を起こします。緊張した横隔膜はドーム状ではなく、ピーンと胸郭の下で文字通り膜のように張った状態になってしまいます。そうなると息を吐く時にリラックスするはずの横隔膜はリラックスできずに緊張状態が続き、横隔膜が付着している肋骨が外側に出てきてしまうのです。お腹の筋肉も肋骨と繋がっているのですが、これが機能せず肋骨を内側に保っておくことができないという状況でもあります。

横隔膜はメインの呼吸筋という話をしてきましたが、大きな筋肉であり腰椎の前の部分に付着していることもあって、姿勢を維持してくれる役割もあります。横隔膜がストレスなどで過剰に緊張してしまう男性はとくにそうですが、緊張した横隔膜を常に姿勢を維持させる筋肉として使ってしまうと、お腹の筋肉は姿勢を維持させる役割をさぼってしまいがちです。そうすると本来ならば息を吐いてリラックスするはずの横隔膜が、姿勢を維持しようと緊張し続けるのです。

こうして横隔膜は主呼吸筋としての役割が薄れて姿勢を維持させるために働き、お腹の筋肉の姿勢を維持させる役割が薄れていきます。お腹の筋肉で肋骨を下ろしておくことができないとなると、日々緊張状態にある横隔膜はさらに緊張してリラックスできない状態が続きます。

こうなると、胸郭や肺は常に空気を〝吸った〟状態になってしまいます。これは、空気が胸郭の中にたくさんあるものの、それを吐き出すことができなくなってしまった状態です。

私はこんな状態を〝ハイパー・インフレーション状態〟と呼んでいますが、肺にどんなに空気がたまっていたとしても、気体の交換が行われなければ意味がありません。重要なのは二酸化炭素をどれだけ吐き出せて、酸素をどれだけ取り込めるかという、気体の交換量です。それには常に空気が出たり入ったりできる柔軟な胸郭が必要ですし、息を吐く力が必要になってきます。

肺の中の空気をできるだけたくさん吐くということは意外と難しいので、第五章でそのためのエクササイズを紹介します。

あなたの身体は本当に硬いの？

日本に帰国してパーソナル・トレーニングなどしていると、クライアントの皆さんが口を揃えて言います。「私、身体が硬いんです。だから毎日ストレッチをしないと駄目なんです」と。

素晴らしいのは、皆さん自分の身体について興味があって常に感じる力があること。そしてそれを変えていこうとストレッチというルーティーンをつくろうとして、私の働いているジムなどに来ていただいていること。さらには、そのルーティーンを毎日コツコツと実行する力があることです。

アメリカは人種の坩堝《るつぼ》と言われ、それもあっていろいろな人種、地域の人たちを見てきましたが、こういった気づきがあり毎日何かをコツコツ続けていける能力は、日本人が最も長けていると私は思います。

しかし、彼らは本当にそんなに身体が硬いのでしょうか？

私個人の意見としては、むしろ日本人はとても身体が柔らかいと思います。一番顕著なのがしゃがむ動作です。「えっ、しゃがむことがそんなに大変なの？」と思われるかもしれませんが、欧米人はしゃがむことがなかなかできません。とくにご年配の方は大変そうです。

あるアメリカでのセミナーで、突然日本人がしゃがんで休憩している写真が出てきて、参加者が皆びっくりしたことがあります。そして、褒《ほ》められたのです。「お前たちアジア人は凄い」と。そしてセミナー参加者全員でしゃがんだ（=スクワットをした）のですが、確かにほとんど全員が踵《かかと》を地面に着けたまましゃがむことができませんでした。

普段当たり前のように行っているしゃがむ動作が、これほどまでに褒められると何だか嬉しくなってきましたが、日本人ならむしろ当然のことです。

日本人だけでなく、農耕民族であるアジア人はずっとしゃがんで作業をしたり、食事を取るなどしてきました。「生活様式だからしゃがめるんだ」と言えばそれまでですが、実はこれは前述の横隔膜の位置と関係があります。農耕民族のアジア人は背中を曲げて生活することが多いので、肋骨の位置が下がり、横隔膜がドーム状の形をつくりやすいのです。

それに対して、狩猟民族の欧米人は遠くを眺めたり上を見たりすることが多く、肋骨を上げて呼吸を整えているからか、横隔膜が緊張状態になりやすくなります。すると、大腰筋と横隔膜が腰椎を前方に引っ張るため、骨盤が前傾します。横から見ればハサミを開いたようなハの字形（P105図⑩中参照）になるのです。この位置からしゃがもうとしても、〝開いているハサミを閉じる〟ようにしなければできません。無理にしゃがもうとすればしゃがめますが、どうしても踵が上がり、胸を反ったような形になります。ちょうど野球のキャッチャーがボールを受ける際の体勢に似ています。簡単にしゃがめる我々の横隔膜は日頃から呼吸をしやすい位置にあり、身体を柔らかく保っていたのです。

本当に硬いの？　ハムストリング

日本でよく行われているストレッチと聞いて、まず思い浮かぶのがハムストリングのストレッチです。ハムストリングと言われてピンとこない人もいるかもしれませんが、太腿《ふともも》の裏の大きな筋肉群です。

ハムストリングのストレッチは様々な種類があります。「一通り全身のストレッチをした」と思っていても、ハムストリングしか伸ばされていないという場合すらあります。

具体的に見てみましょう。まず、立った状態で、手を地面に着けようとすれば、太腿の裏が伸びます。立った状態で足を開いて、左足を両手で触ろうとすれば太腿の裏の左側が伸びます。座って足を伸ばして足先を触ろうとすれば太腿の裏が伸びます。足を開いて右側に体幹を傾ければ右の太腿の裏が伸びます。誰かの補助があれば立った状態で片足を腰の高さに持ってもらい、体幹を前倒しても太腿の裏が伸びます——ハムストリングのストレッチばかりです。これらのストレッチを運動前の準備運動に取り入れている人はかなりの数いるはずです。体育の授業で習いましたよね？

しかし私はあえてこのストレッチをしません。なぜならば本当に伸ばされるべき筋肉はハムストリングではないからです。

「私身体が硬いんです！」とパーソナル・トレーニングの際、初めてお会いしたクライアントの方によく言われるのですが、そういう方でも立った時の前屈で指先が足先に少し触れています。それくらいで十分なのです。べたっと掌まで着けるのは一般の動作レベルではハムストリングが伸ばされすぎだと考えます。

少し難しい話になりますが、骨盤の位置からハムストリングのことを考えてみましょう。先に「人間は右側の身体が優位である」と述べましたが、右横隔膜のほうが大きくて強いため、右側での呼吸のほうが量が多いのです。これが身体にとっては自然なことであり、楽なことです。身体は楽なことが好きですから、どんどんそのパターンを使うようになり、そのパターンから遂には抜け出すことができなくなってきます。

具体的に言えば、右側ばかり使って呼吸するので右側の肋骨の間は詰まり、自然と腰椎が右側を向いていきます。腰椎が右側を向けば胸椎や肋骨は左を向いてバランスを取ります。これは右足重心をつくりだします。

左の横隔膜が小さく弱いのであまり使われず、左側の肋骨が開いている状態にあります。そのため、構造的にこうするのが楽だから、この姿勢がとられるのです。

こうなると腸腰筋の影響で左の骨盤は前に引っ張られて、右側の骨盤は後ろに傾いていきます。

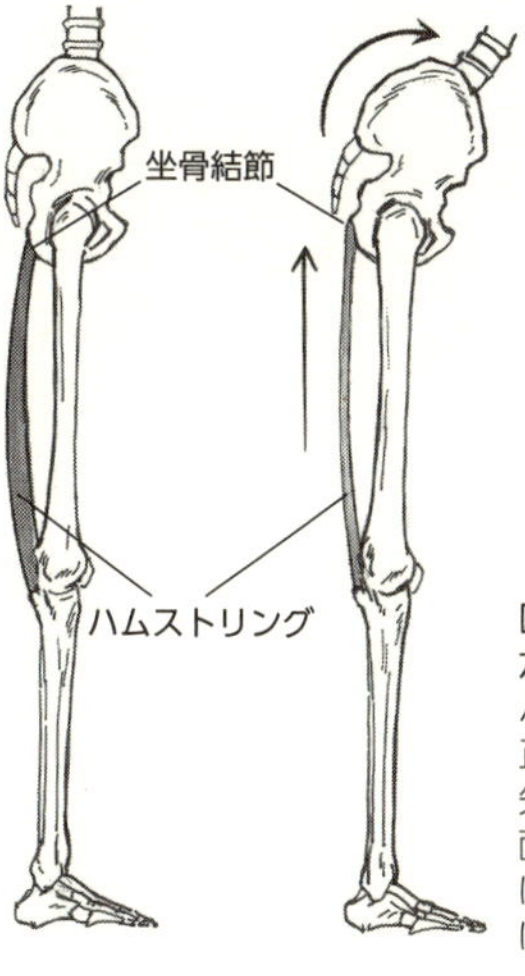

図⑲　ハムストリングを横から見た図
左：骨盤が正常なポジションにあれば、ハムストリングの長さは最適化されて正しく力を発揮できます。**右**：骨盤が矢印のように前傾すると、付着部が地面から遠くなり、ハムストリングは伸ばされてしまいます。伸ばされた筋肉は正常に力を発揮できません

骨盤の後ろにはハムストリングが付着しています。骨盤が前傾や後傾をすると、当然ハムストリングの位置も変わってきます。前傾すればハムストリングが付着している部分の骨（坐骨結節）が上がり、後傾すれば下がります。しかし、足が立っている地面の位置は変わりませんから、骨盤が前傾すればハムストリングは伸ばされた状態で、後傾すれば縮んだ状態になります（図⑲参照）。

ということは骨盤が前に傾いている左足のハムストリングはもうすでに伸ばされている状態だということになります。そこからハムストリングをさらに伸ばそうとするということは、伸びたゴムバンドをさらに引っ張って伸ばそうとしているのと同じです。伸びきったゴムバンドは私たちが期待する収縮性を失っています。筋肉も同じで、伸びきった状態で力を発揮するのはとても難しいのです。

ハムストリングが力を発揮できなくなってしまったら、身体はどうなってしまうのでしょうか？

ハムストリングは歩いたり走ったりする際に、身体の勢いをつけたり、減速させたりと、非常に重要な役割を担っています。それ以外にも骨盤を「立たせておく」という役割があります。先ほど出てきた骨盤の後ろの部分、坐骨結節を下から引っ張っておくことで骨盤本体が地面に対して倒れていかないように、後ろから制御しているのです。

このように書くと、とても複雑なように思えますが、姿勢で考えれば簡単です。腰が反っている人や骨盤全体が前に出てしまっている姿勢の人は、みんなハムストリングが機能できていません。骨盤を後ろから引っ張っておくことができずに前に倒れたり、前に移動してしまっているのです。

普段の姿勢でこの状態の人がスポーツやトレーニングで身体を動かしたらどうなるか分かりますよね？

あっという間に骨盤の安定性を探そうと様々な筋肉が代償運動を始め、どこかに負担がかかって痛みが出るか、パフォーマンスが安定しないなどの弊害が出てきます。

身体が硬いからとストレッチばかりしていると、骨盤を後ろから引っ張っておいてくれる縁の下の力持ちのようなハムストリングを伸ばしきってしまいます。それで力が出ないようにしてしまうのではなく、適切なトレーニングをすることでちゃんと力が出るようにしてあげましょう。これがＰＲＩやＤＮＳなどをベースとした私の持論です。

もし、立った状態の前屈で指が地面に着かなくても、ハムストリングのストレッチは不要です。それはハムストリングの硬さが原因なのではありません。実は骨盤や胸郭、肋骨の位置などを変えることで指はどんどん地面に近づいていくのです。

自律神経を整えることはできますか?

自律神経という言葉はよく聞くかもしれません。しかし、「自律神経ってどんなもの?」と言われてもピンときませんし、「自律神経が呼吸と密接に関連している」と言われたら、さらによく分からないのが普通だと思います。それもそのはず、私たちの身体を無意識のうちに調整してくれるのが自律神経だからです。

自律神経は交感神経と副交感神経によって構成されています。私たちが「テーブルの上のペンを取ろう」と考えて動かす筋肉の活動(運動神経)や冷たいものを触ったりする時に感じる感覚を司る神経(感覚神経)とは少し違う神経です。

自律神経は自身の意識で感じたり命令したりできないもので、普段は無意識に働いています。主に、血液の循環や、呼吸、消化、代謝、体温調節など、身体の機能を調節する役割を担っています。ですから、「自律神経ってどこにあるの？」と聞かれても、感じにくいわけです。

無意識のうちに身体が勝手に処理してくれていることは山ほどあります。呼吸をはじめ、心臓を含めた内臓の働きはほとんど自律神経によるものです。ですから胃や腸も私たちが命令しなくても勝手に食べたものを消化してくれるのです。逆に言えば自律神経に支配されている器官は私たちの思い通りには命令できないということもあります。

例えば、ランチを食べた後で「消化を早くしたい」と意識的に考えたり命令したりしても、胃や腸は消化を早めてはくれません。食事を食べた後に急に運動するとお腹が痛くなることはありませんか？　これは運動をすることで交感神経が活発になり、骨格筋に血液が優先的に供給されるため、副交感神経が優位で行われる消化器官の働きがおろそかになることで起こる現象です。

痩せるためにどんなに代謝をよくしたいと願ったところで、私たちの身体はお腹の脂肪を燃焼してくれません。しかし、運動してお腹の脂肪を燃焼させて痩せたという人はたくさんいると思います。これは運動をすることで成長ホルモンが分泌され、代謝が活発になったために起こる現象です。ホルモンの分泌も立派な自律神経の働きです。

もし夏になって暑くなったのにもかかわらず汗が身体から出てこなければ、体内温度は上昇し、脳や内臓の機能が損なわれて生命を危機に曝《さら》します——これが熱中症という状態です。意識的に汗をかこうと願っても汗はかけませんが、自律神経が正常に働いていれば発汗します。気温変動という外的環境の変化に対して私たちの身体は自動的に調節できるようにできているのです。

つまり、運動や気温という外的環境の変化に対して、身体は無意識的に機能を調節するように出来ているのです。言い換えれば、自律神経が働くことで身体の恒常性（ホメオスタシス）が維持されるのです。このように自律神経の働きによって私たちの身体は外的環境の変化に対応し、生き続けることができるのです。

先に述べたように自律神経は交感神経と副交感神経という二つの神経系から成り立っています。交感神経は生き延びるために必要な身体の器官を活性化させ、エネルギーを消費する方向に働きます。「Fight or Flight（闘争と逃走）の神経」と呼ばれているようにストレスの多い状況で重要になります。皆さんも緊迫した状況では血圧が上がり、心拍数が増えたり、呼吸が荒くなったりしますよね？「身の毛もよだつ体験」や「武者震い」などの言葉は、まさに交感神経が活性化される様子を表していると言えます。

想像してみてください。あなたのいる部屋に突然、熊が入ってきたとしたら、あなたはどうしますか？

きっとあなたは全力で逃げる準備をするでしょう。座っている椅子から飛び上がり、何か防御できそうな道具を探し、逃げ出すルートを見つけようとするでしょう。この間、交感神経の働きにより心拍数や血圧が上がり、体中の筋肉に血液が巡り、逃げ出すための準備をしています。ですから実際に逃げ出す前にウォーミング・アップなどは必要ないのです（これはあくまで極端な例ですので、運動する際には徐々に交感神経を活発にしていくためにしっかりとウォーミング・アップは行ってください！）。

反対に副交感神経は、身体を回復させようとし、エネルギーを貯蓄する方向に働きます。「Rest and Digest（休息と消化）の神経」と呼ばれており、ストレスの少ない状況で重要です。

人間は緊張・興奮状態での活動（交感神経）でエネルギーを消費した後、回復しなければなりません。そんななか、副交感神経はエネルギーを身体に蓄える働きを促すのです。副交感神経が活性化すると血圧は下がって心拍数は減り、呼吸は落ち着いてきます。また、消化器官が活発になり、お腹が減って食事を促します。食べた後は眠くさせて睡眠へ導き、身体の回復を図ります。

もし交感神経が活発なまま副交感神経が働くことがなければ、エネルギーを消費し続けることになり、やがてはエネルギーが枯渇して死に至ることもあります。例えば野生の動物は常に捕食者の恐怖に晒《さら》されており、常に交感神経優位な状況になっていると言えるでしょう。ですから特殊な保護機能や身体的能力がない限り、野生の動物の寿命は短いのです。一方、人間は食物連鎖の頂点に立っており、交感神経と副交感神経のバランスは比較的取りやすいのです。

ストレスフルな現代社会では「自律神経失調症」という病名があるほど、自律神経のバランスを取るのが難しい状況です。とくに副交感神経の活動が抑制され、交感神経優位で生活している人が多いようです。日本人の約7割が睡眠に何らかの問題を抱えている（2012年武田薬品工業　ライフスタイルと睡眠に関する意識調査より）状況からも明らかなように、我々日本人は「睡眠（＝回復）」と「活動」のバランスが上手く取れていないようです。

回復能力に問題を抱えているということは副交感神経の活動が弱まり、交感神経を鎮めることができていません。たくさん活動した後に上手に回復できないとすれば、日々のパフォーマンスは落ちていきます。スポーツ選手がオーバー・トレーニング症候群になるのはトレーニング量やタイミングに対して適切な休養・回復を得られない時です。

一般のビジネスパーソンもどんなにたくさん仕事をしたとしても適切な休養・回復が得られなければ、スポーツ選手と同じようにパフォーマンスは下がっていくでしょう。

ところで、自律神経の活動はどのように測定したらいいのでしょうか？

自身の感覚で「疲れている」と感じたら交感神経優位な状態なのでしょうか。一方で、自律神経は無意識に活動していますので、意識的に「疲れている」とか「元気だな」と自分の身体のことを感じる感覚とは必ずしも一致しないかもしれません。

実は1970年代からロシアで自律神経の測定が宇宙飛行士向けに研究されており、

現在では「心拍変動」という数値を読み取ることで自律神経、とくに副交感神経の働きを測定することができるようになっています。

心拍変動とは心拍と心拍の間の時間を測定し、一定の時間内での心拍の回数や心拍間の時間の変動などを計算して出された数値です。計算の方法にはいろいろあるようですが、分かりやすく言えば心拍と心拍の間の時間の偏差値を出しているような感じです。

皆さんも一度は見たことのある心電図のグラフの一番高い所（R波と言います）と次の心拍のR波の間の時間を測定するのです。このR波とR波の間の時間（R－Rインターバル）には「ゆらぎ」があることが分かっており、正常な状態であればR－Rインターバルは常に一定の数値を示しません。むしろ常に変化しており、揺らいでいるのです。

これは正常な場合、つまりリラックスした状態で計測された場合ですが、ストレスのある状態で計測された場合、数値はあまりゆらぎや変動を示しません。つまり心拍と心拍の間の時間が揺らいでいる時が副交感神経の優位に働いている状態で、一定の間隔に近い状態で心拍が起こる場合は交感神経が優位な状態と言えるでしょう。

ところで、便利なことに最近ではスマホにアプリをダウンロードして、胸にストラップをまくだけで副交感神経の状態を計測できる時代になっています。毎朝約3分ほどの測定でその日の自律神経の状態を知ることができます。つまり前日の運動や食事、精神状態が翌日の朝、数値に表れるのです。日々たくさんのデータを取っておくと大体の自分の平均を知ることが可能です。その数値によって自分の行動やトレーニングを見直したりすることで、自律神経を整えていくことができるのです。

では、実際に自律神経はどのように整えることができるのでしょうか?

そのヒントもやはり、呼吸にあります。先にも触れましたが、呼吸は自律神経と密接な関連があることが分かっており、腹式呼吸やヨガの呼吸などで心拍変動の数値に影響を与えるという研究結果があります。また古くからヨガの世界では息を吸うのは交感神経、吐くのは副交感神経と見なされています。つまり1日のうち、吸う時間より吐く時間が長ければ、副交感神経優位になります。反対に呼吸が浅く、吸う回数＝吸う時間が長くなってしまえば交感神経が優位な状態が続き、身体は消耗していくのです。

例えば電車で移動中に座っている時、車に乗っている時の信号待ちの際などに、呼吸に集中してみてはいかがでしょうか。3秒数えてゆっくり吸ったら、さらにゆっくり6

秒から8秒かけてゆっくり吐きます。力んで空気を押し出してはいけません。あくまで空気が勝手に漏《も》れていくようにゆっくり吐きます。慣れてきたら何秒吐けるか数えてみるのもいいかもしれません。なるべく余計なことは考えずに秒数を数えるのに集中するといいでしょう。

しばらくこれを繰り返していると、段々気持ちが落ち着いてくるのが分かると思います。目を閉じてこれをしていたら眠くなってくるかもしれません。副交感神経が優位になって、リラックスしてきている証拠です。

もし会社でイライラすることがあった時、あまりに忙しくて目が回りそうな時、息の吐き方を普段から練習しておけば、副交感神経を高めることで自律神経をコントロールができるのです。つまりストレスに身体が負けてしまう前に自分の身体を守ることができるのです。

あなたは今まで誰かに呼吸の仕方を教わったことがありますか？

呼吸なんかできて当たり前じゃないか！　現に今こうやって息をしながらこの本を手に取っているし、まだ死んでないよ！　と思うかもしれません。それなら、呼吸の仕方を誰かに説明することはできますか？

確かに私たちは赤ちゃんの時から呼吸していますが、学校の体育の授業でも呼吸の仕方なんて教わったことはありません。呼吸トレーニングの仕方すら教わらなかったので、呼吸の仕方を説明できないのは、当然と言えば当然かもしれません。

また最近になって雑誌の特集や本で「ゆっくり吸ってゆっくり吐くといい」などということはよく見ますが、その時の身体の使い方はどうなっているのかという話はあまり詳しく書かれていません。

昔の人は運動量が多く、呼吸を乱すストレスの要素が少なかったように思います。一方、運動不足で常にストレスに晒されている現代社会では、赤ちゃんの時からの呼吸を忘れてしまう人が少なくありません。それによって引き起こされる問題は肩こり、首痛、腰痛、膝痛、自律神経の乱れ、内臓疾患など数多くあります。

ここまで「そもそも呼吸ってなんなのか？」という疑問を、アスリートの事例を紹介しながら解決してきました。本書が呼吸ができて当たり前の社会から、呼吸をもう一度おさらいできる社会へ、一助となれば幸いです。

コラム4 笑うことが胸郭のストレッチになる

「人間は唯一の笑うことのできる動物だ」と昔、グレビルは言いましたが、実際のところ哺乳類は笑うことができるようです。笑うことで胸郭の動きは不規則なものになります。

本書をここまで読んでいただき、横隔膜を正しく使うことで呼吸が上手になること、それにより身体動作が上手くなること、そこから正しく「運動連鎖」が上手になり、結果、運動パフォーマンスが上がること、これらのイメージは持っていただいたと思います。

その礎《いしずえ》となるのは円滑な横隔膜の動きですが、それに欠かせないのが、なめらかな胸郭の動きです。これを体得しないと本当の意味での呼吸の上達はありません。

その胸郭の動きに誰でもアプローチできる方法があります。それは笑うことです。笑えない人は多分いないと思います。私の場合、トレーニング前、いやその最中にも笑うことを選手に意図的にしてもらっています。

笑えば胸郭がたくさん動きます。故に笑いを繰り返すことで横隔膜の動きが良くなってきますし、呼吸のバリエーションにも関係してくると思います。

健康という切り口でも、笑うことで免疫のストレス耐性が上がったり、食後の血糖値上昇が抑制されたり、がん細胞を攻撃するNK細胞（ナチュラルキラー細胞）の働きが正常値――高い人は低く、低い人は高く――になったりという実験結果が報告されています。

フランスの哲学者アランは「幸福だから笑うのではなく、笑うから幸福なのだ」と言っています。

「勝ったから笑うのではなく、笑っていたら勝っていた」ということになるかもしれませんね。

第五章

〝正しい呼吸〟エクササイズ

――横隔膜を支配する方法

〝正しい呼吸〟をキチンと行えるようになれます

現代人のほとんどができていない〝正しい呼吸〟。でもここまで触れてきたように、赤ちゃんの頃は、誰もが正しい呼吸を行っていたのです。

これを継続できていれば、誰もがスーパー・アスリート級の呼吸ができているはずなのですが、現実はそう簡単ではありません。様々なことが原因となって、多くの人が継続できていないのです。でも希望はあります。失ってしまった正しい呼吸を取り戻すためのエクササイズはたくさんあるのです。ここでは数多くのＰＲＩやＤＮＳのコンセプトに基づいたエクササイズから基本的なものを14、選びました。ぜひこれらを重ねて正しい呼吸を取り戻してください。そうすれば、きっと本番に強く、いつも安定したパフォーマンスを発揮することができるようになると思います。

ここに紹介するエクササイズは大きく目的別に二つに分けられます。一つは「お腹の横への広がり」を意識して行うものです。横への広がり、つまりしっかりと横隔膜の弛《し》緩《かん》・緊張ができ、胸郭の拡大・縮小が行えるようになることを目的に行うエクササイズです。もう一つは「後ろへの広がり」を意識して行うものです。すなわち、一般に呼吸の入りにくい横腹や背中に、しっかりと呼吸を入れられるようになることを目的にしたエクササイズです。

例えばジム等でトレーニングをしている方やランニングを楽しんでおられる方は、トレーニングやランニングの前にこれらのエクササイズをすると、その効果もさらに大きくなると思います。

そして、これらのエクササイズをきっちりこなせるようになったら、さらにレベル・アップしたエクササイズに挑戦するといいでしょう。PRIは2015年の7月に初めて日本での講習会が行われ、2015年末までに約200名の方が講習会を受講されています。まだまだ講師の数も少なく、よって講習会の数も少ないのですが、理学療法士、アスレティック・トレーナー、マッサージ・セラピスト、柔道整復師、鍼灸師《しんきゅうし》、パーソナル・トレーナー、コンディショニング・コーチなど様々なプロフェッショナルの方々に受講していただき、少しずつ広がりを見せています。詳しくはPRIジャパンのホーム・ページ（www.posturalrestoration.com/japan）をご参照ください。

基本（座位）

#1 ― 風船

＊目的

たくさん息を吐けるようになる。正しく息を吸い、肋骨後部のスペース（後縦隔）に空気を入れられるようになるため。

＊効果

普段の呼吸ではなかなか使えない、息を吐く筋肉を使えるようになる。正しく息を吸うパターンを習得できる。結果、後縦隔に空気が入り、副交感神経に作用する。

やりかた

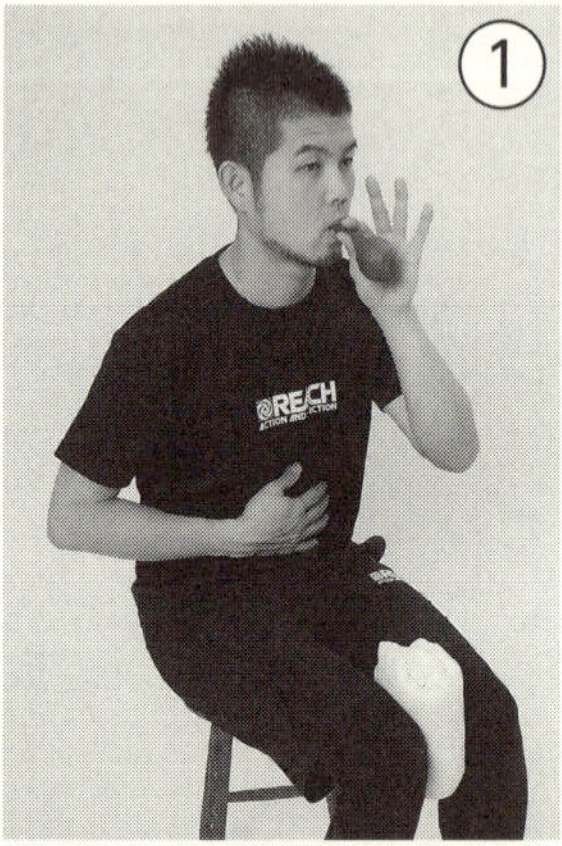

椅子に浅く腰掛け、巻いたタオルか小さなボールを膝に挟みます。少し背中を丸めた状態になり、左手で風船を持ち咥《くわ》えます。右手はお腹の上に置きます。

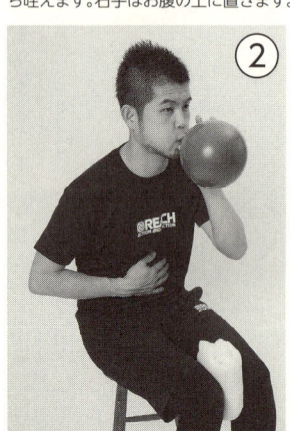

ゆっくり長く息を吐き、風船を膨らませます。

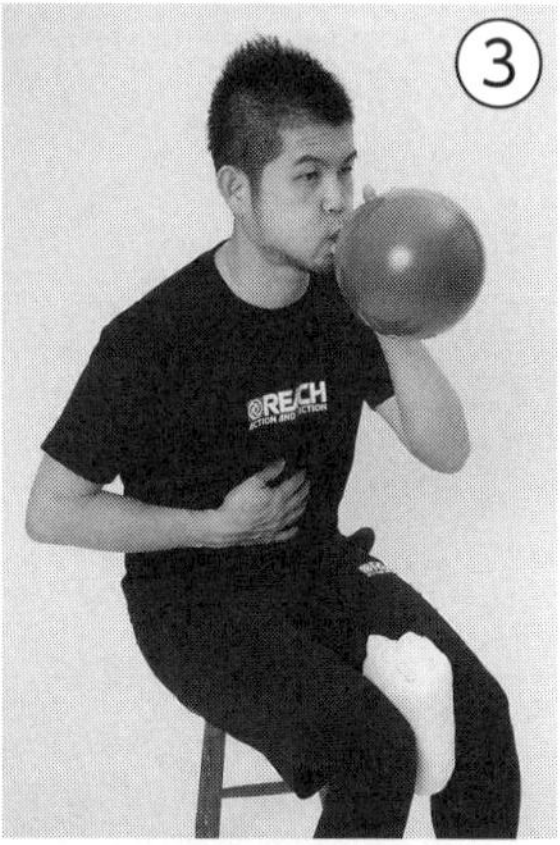

息を吐ききったら3〜5秒ほど静止し、鼻からのみ息を吸います。

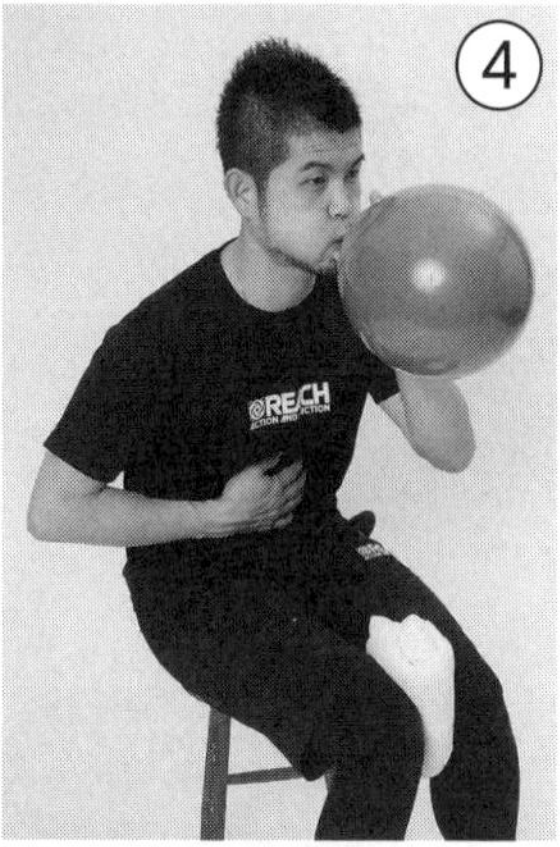

吸った息をまた吐いて風船を膨らませていきます。これを4〜5回繰り返します。

★ココに注意！

・息を吐いていく際、肋骨や胸骨がお腹や背中の方向に下がっていく感覚を確認しましょう。
・息を吸う際、指で風船の口元をつまんだり、唇で風船の吹き口を閉じたりしないよう注意してください。
・息を吸う際、肩をすくめたり、背中を反らしたりしないように。

#2―アンチパラドックス呼吸

＊目的

呼吸する際にお腹と胸が逆方向に動いたり、片方だけ動かなかったりするパラドックス呼吸――正しい呼吸と正反対の動き――になっていないかを確認。吸気時にお腹と胸郭を同時に動かすため。

＊効果

息を長く吐くことで横隔膜をリラックスさせ、空気が入りすぎているお腹（腹直筋）の脱力を促し、横隔膜の動きを促進する。同時に普段力の入りすぎている胸郭から空気を抜く。

やりかた

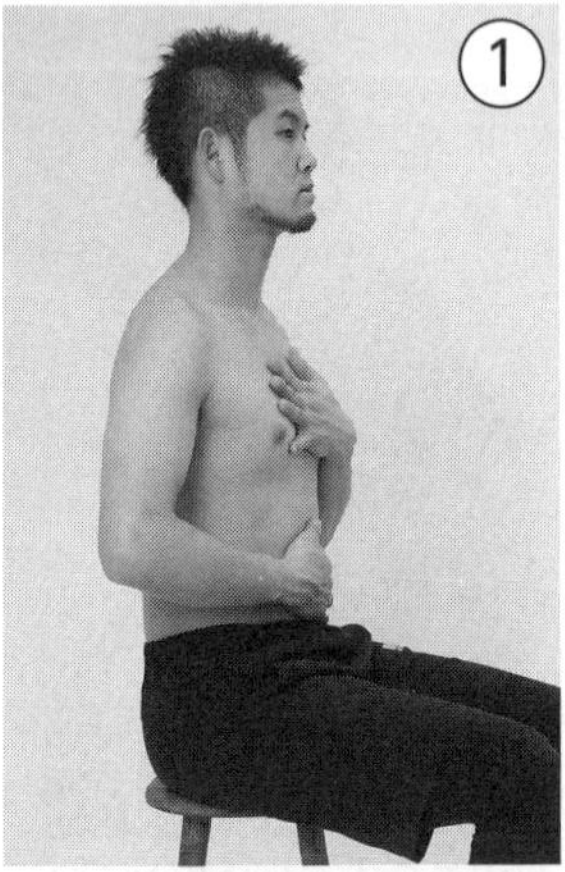

胸とお腹に同時に手を置きます（左右どちらを置くかは自由）。

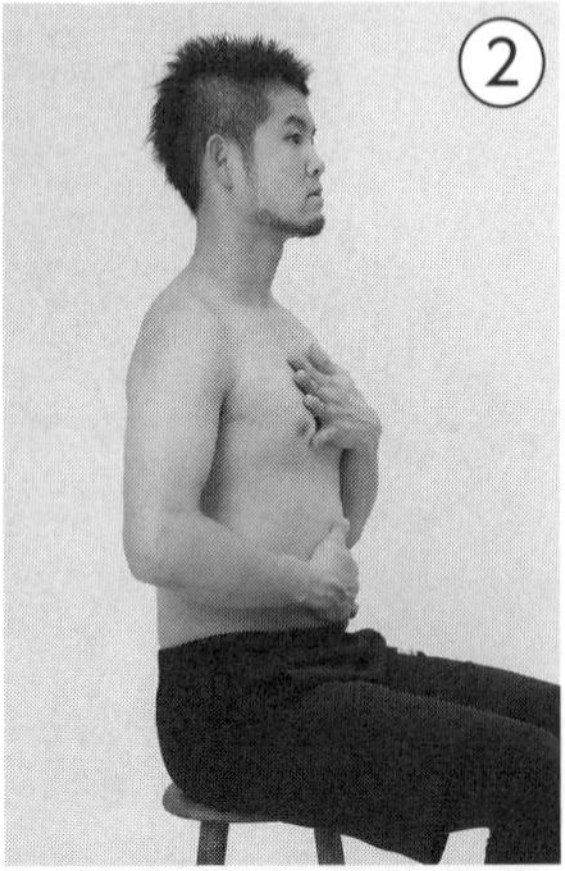

肩や首から力を抜き、息を吸い、胸とお腹を同時に膨らませます。

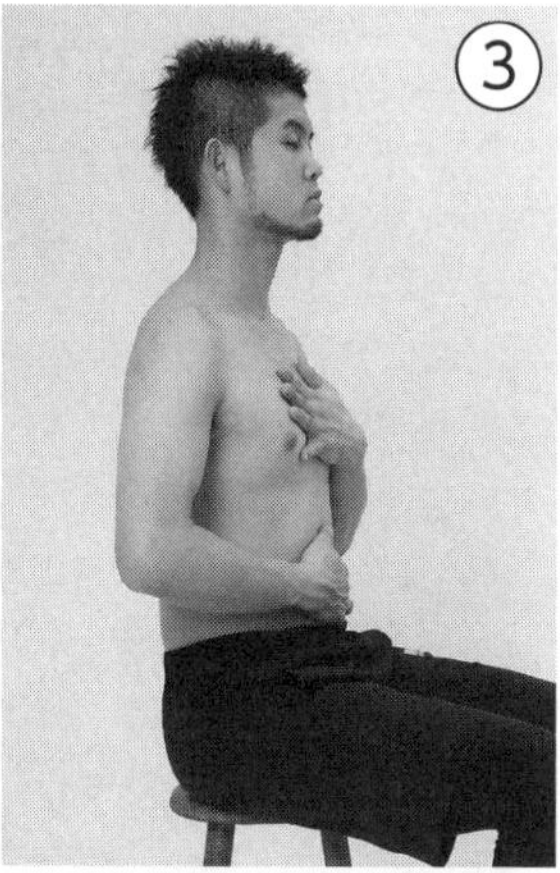

息を吸いきったら、吸った時間の倍かけてゆっくりと息を吐きます。これを4〜5回繰り返します。

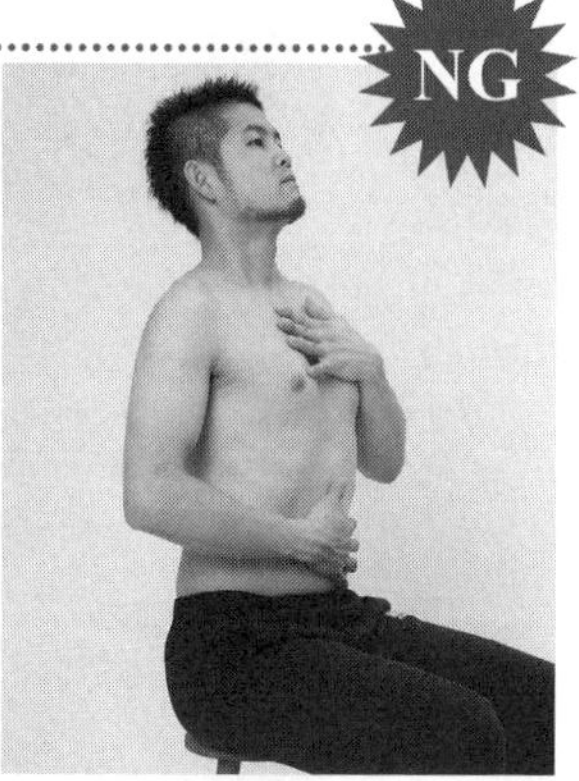

息を吸う際に腰を反らせたり、肩を持ち上げたり、顎を上げたりしないように注意してください。またお腹を凹ませて口から息を吸うのもNGです。

★ココに注意！

・息を吸う際、お腹と胸を同時に上げていくことを意識しましょう。胸は顔の前方向ではなく斜め前方に向かって上がっていきます。
・息を吐く際、お腹と胸を同時に下げていくことを意識しましょう。
・胸郭が動かない人はなるべく長く息を吐きます。そうするとだんだん胸に置いている手が下がってきます。

＃３―肋骨内旋呼吸

＊目的

肋骨が開きすぎていないか、息を吐く際に肋骨が動いているかを確認する。息を吸う際、肋骨が横に広がっていることを感じるため。

＊効果

肋骨を内旋させる（お臍《へそ》に向かって下げていく）ことで横隔膜はリラックスしやすいポジションに入ります。横隔膜がリラックスしやすいポジションを身体が理解し、そこから肋骨を横に広げながら息を吸うことで、正しい肋骨の動きを体得していくことができます。

やりかた

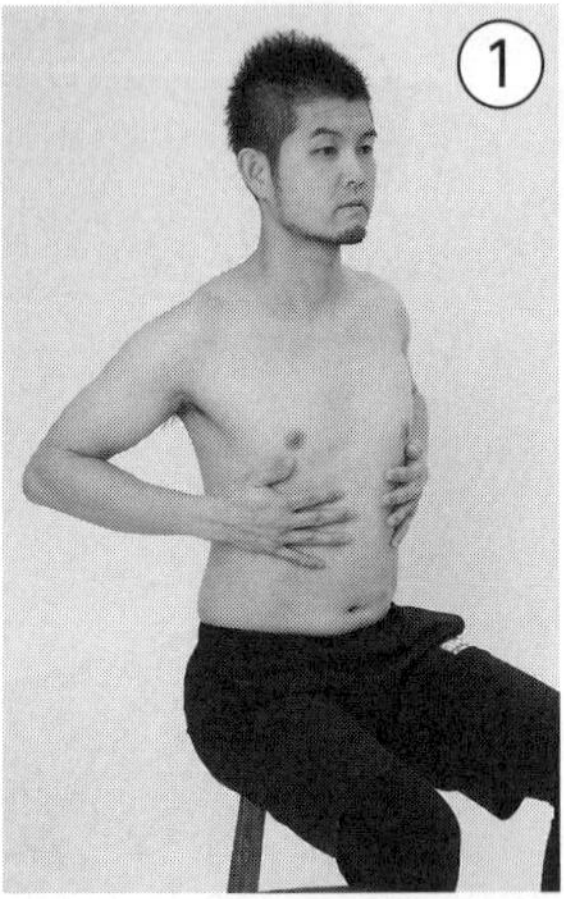

胸のすぐ下、みぞおちより横の肋骨に両手を置きます。

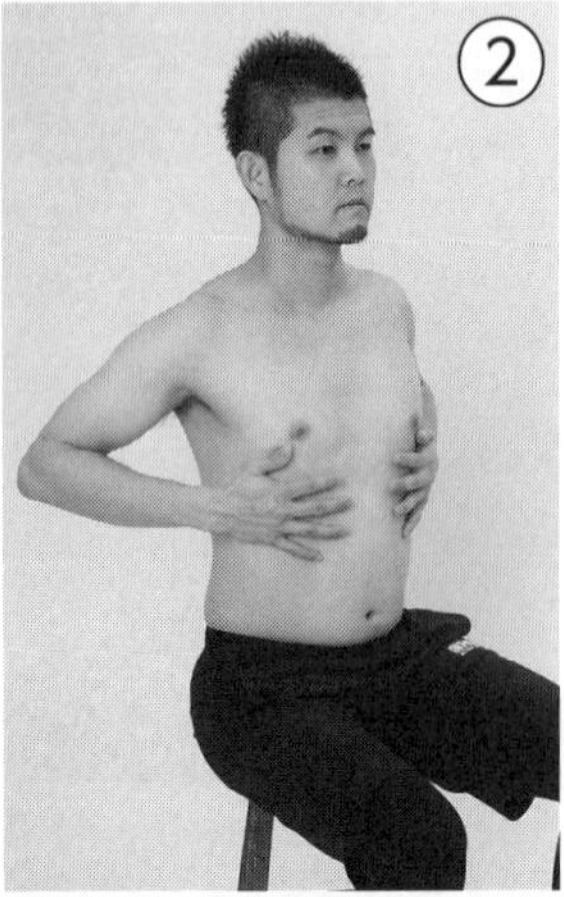

肩や首から力を抜き、息を吸い、胸とお腹を同時に膨らませます。

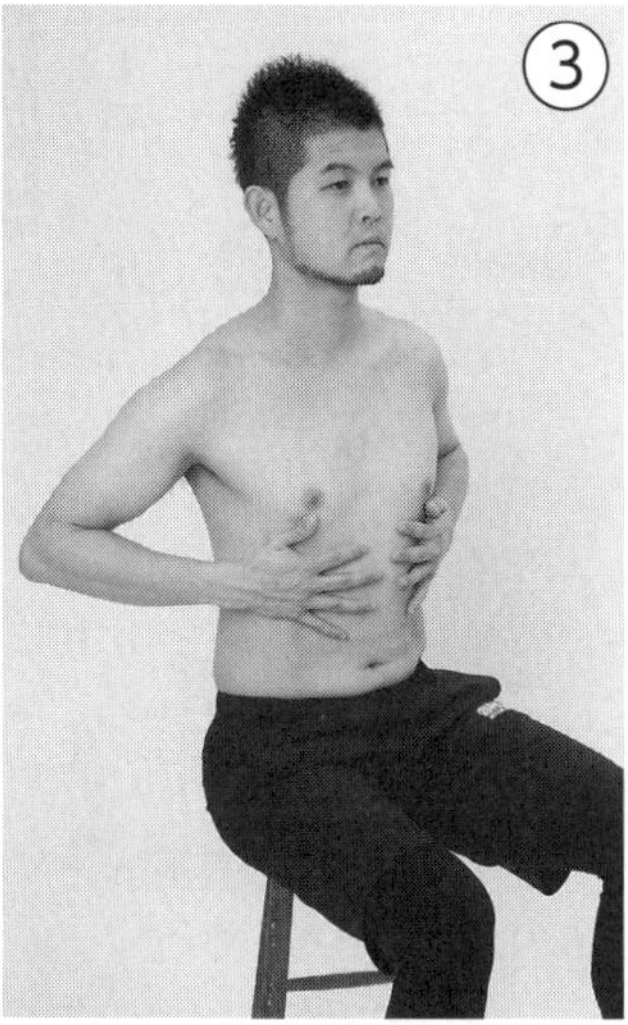

息を吸いきったら、吸った時間の倍かけてゆっくりと息を吐きます。これを4～5回繰り返します。

★ココに注意！

・息を吸う際、肋骨が横に広がっていくことを意識しましょう。
・息を吐く際、肋骨がお臍に向かって下がっていくことを意識しましょう。
・胸郭が動かない人はなるべく長く息を吐きます。そうするとだんだん置いている手が下がってきます。

#4—IAP（Intra-Abdominal Pressure＝腹腔内圧）呼吸

腹腔内圧とは文字通りお腹（腹腔）の内側の圧力——お腹の内側から外側に向かうもの——です。呼吸により腹腔内の圧力が高まり、風船のように全方向に膨らむことで骨格の維持と移動を可能にします。

＊目的

息を吸う際、360度全方向に腹腔内圧が高まるのを感じるため。

＊効果

360度全方向に腹腔内圧が高められると、体幹の安定化に繋《つな》がる。引いてはスポーツのパフォーマンスの向上が望める。

やりかた

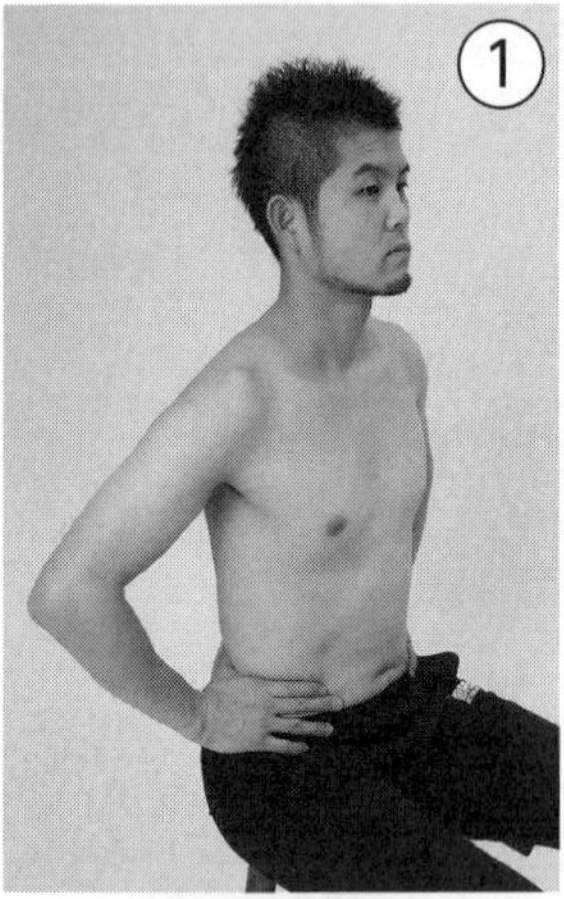

ウエストのあたりに横腹を覆うようにして両手を置きます。

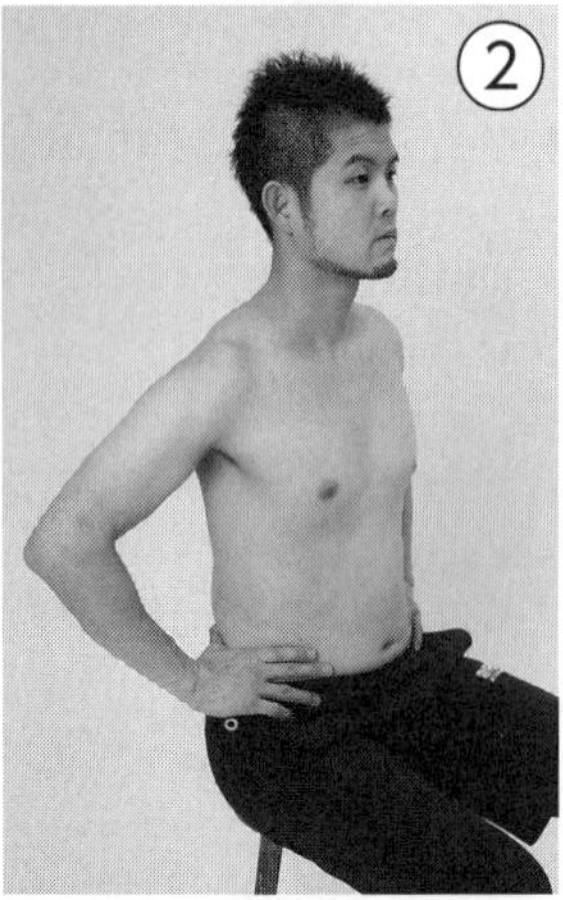

肩や首から力を抜き息を吸い、横腹が360度に広がるのを感じます。

息を吸いきったら、吸った時間の倍かけてゆっくりと息を吐きます。この時、横腹が②の時の反対方向にしぼんでいくのを感じます。これを4～5回繰り返します。

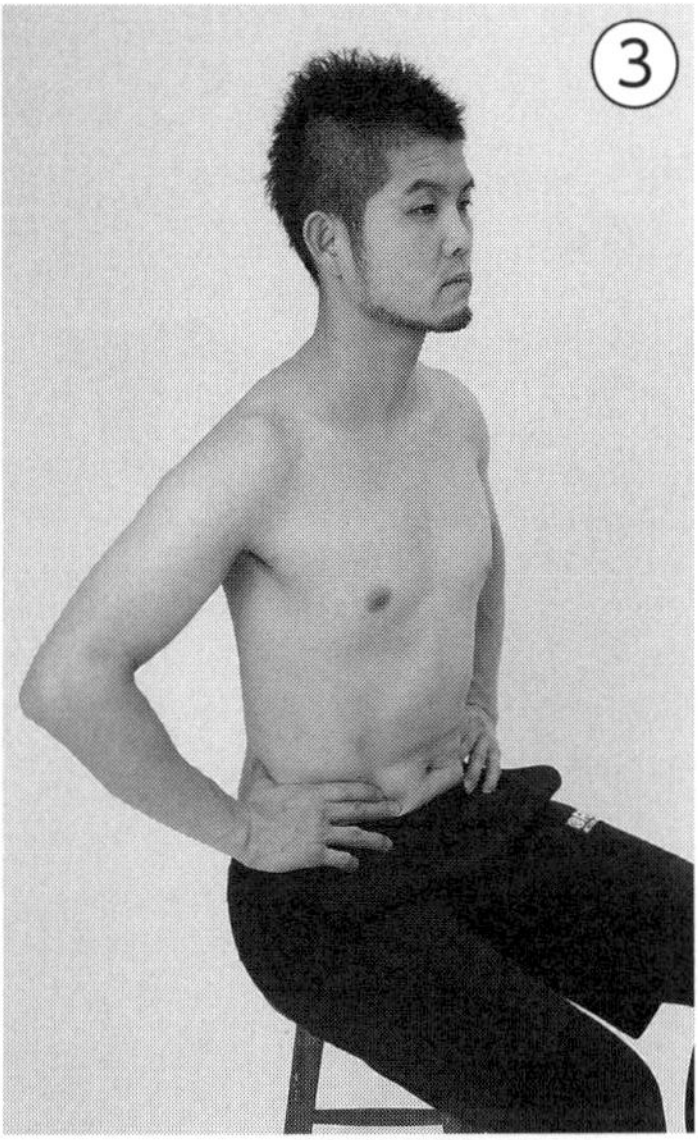

★ココに注意！

・息を吸う際、お腹が前（人差し指が置かれているあたり）、横（人差し指と親指の間のあたり）、後ろ（親指が置かれているあたり）の方向に広がっていることを確認してください。

・お腹が動かない場合は、なるべく長めに息を吐くようにします。そうすれば息を吸う際、お腹は膨らみます。

・横方向と後ろ方向へのお腹の動きは難しいので、意識を向けて繰り返しトライしてください。

応用

#5 横向きIAP

＊**目的**

腹腔内圧（IAP）を選択的に、つまり自由に左右の内圧を高めることができるようになる。加えて、腹腔の左右差に気づけるようになるため。

＊**効果**

片側のお腹、とくに横と後ろの腹腔内圧を高めることができるようになる。

やりかた

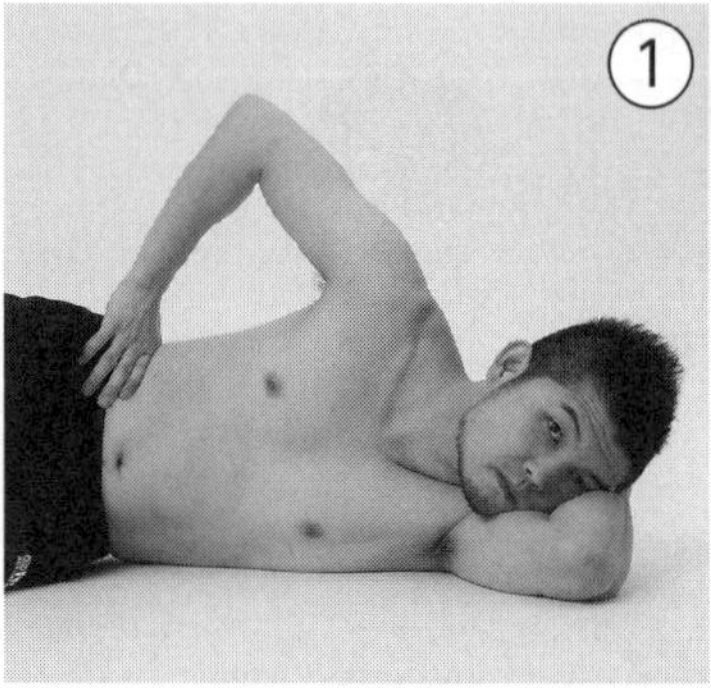

横向き（左右どちらでも可）に寝てウエストに手を当てます。

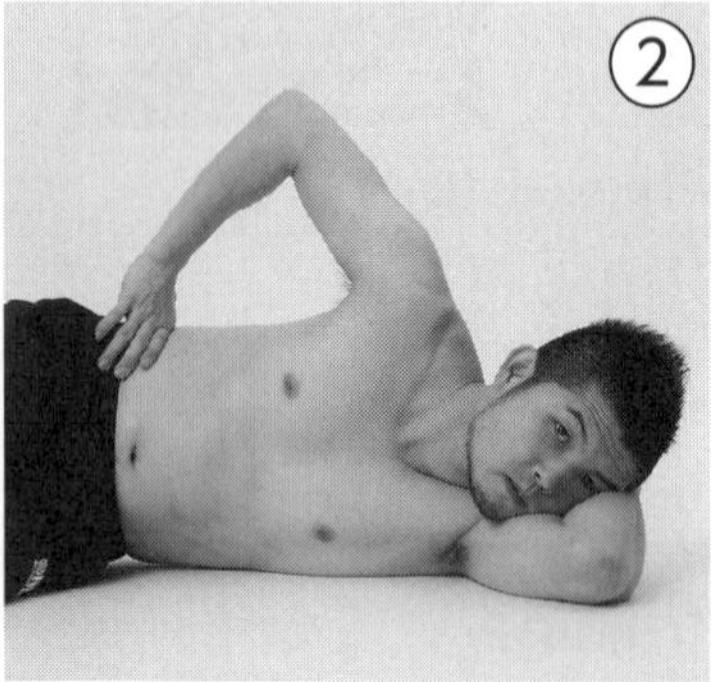

息を吸いながら、当てた手に対してお腹を膨らませます。

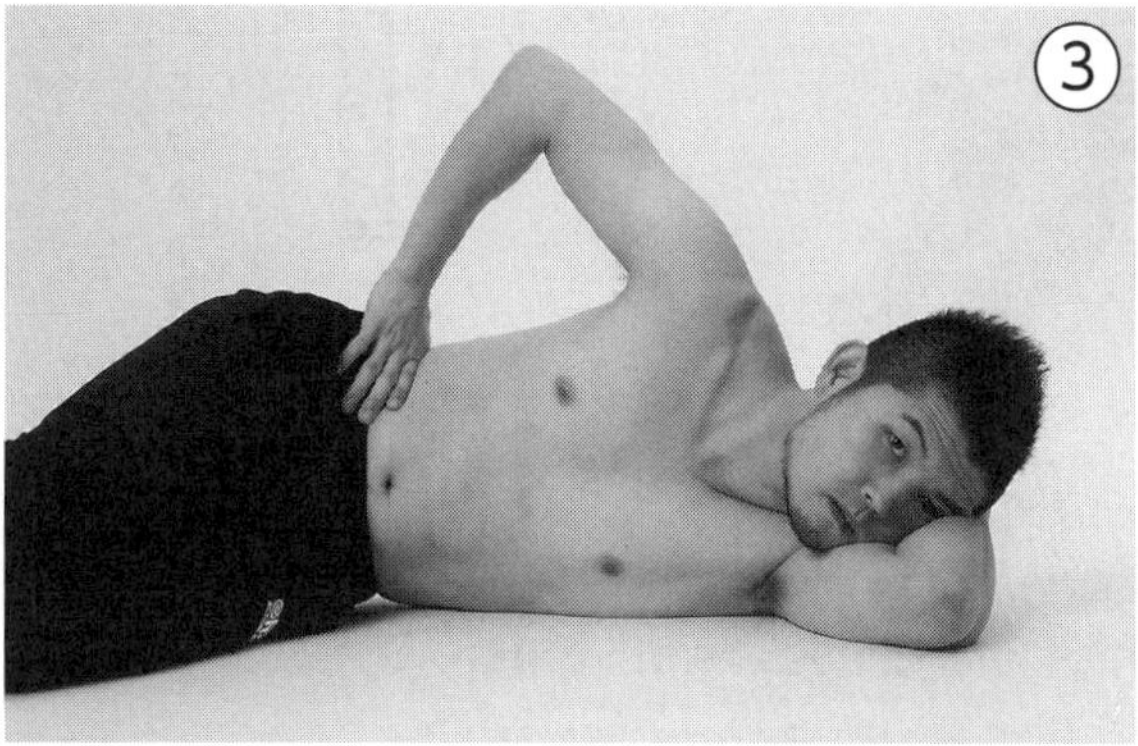

膨らませきったら、ゆっくりと息を吐きます。吸った時の倍の時間をかけましょう。これを4〜5回繰り返します。

④

①と逆向きに寝て、やはりウエストに手を当てます。その後同様に②〜③を行います。

★ココに注意！

・横に寝ることで片方だけに空気を入れるようにしましょう。
・息を吸う際、お腹が横と後ろに膨らんでいくのを確認しましょう。
・左右で差があったり、やりにくい側があったりします。息を吸う際に注意してください。この差に気づいて意識を向けることも大切です。

＃6 ― 生後3か月の呼吸

＊目的

腹腔内圧（ＩＡＰ）を３６０度全方向に高めるため。

＊効果

ベルトラインより下の部分や身体の後ろに空気が入るようにできる。それにより、骨盤底筋群や内臓に刺激を与えることができ、両者の活動を活発にする。

やりかた

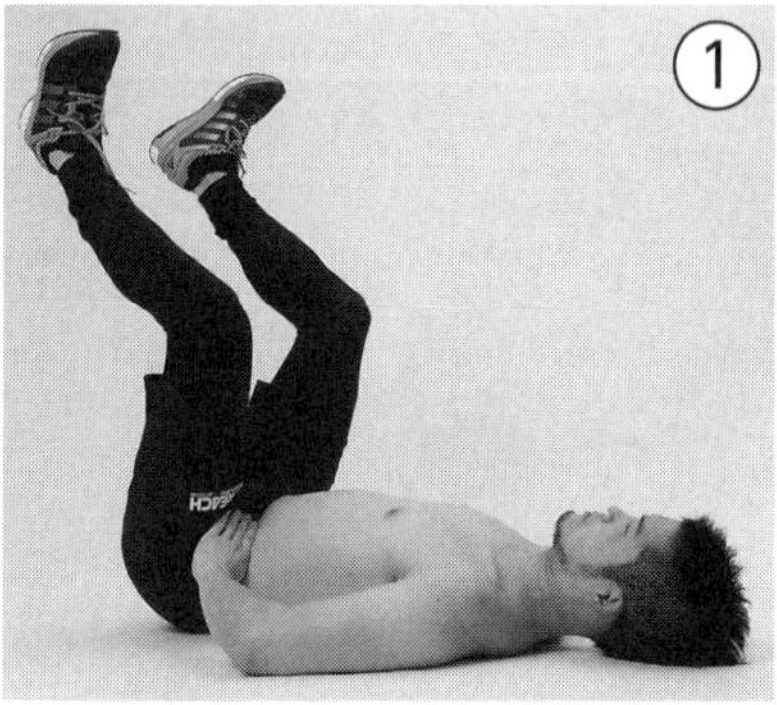

仰向けになり、膝を曲げた状態で脚を持ち上げます。

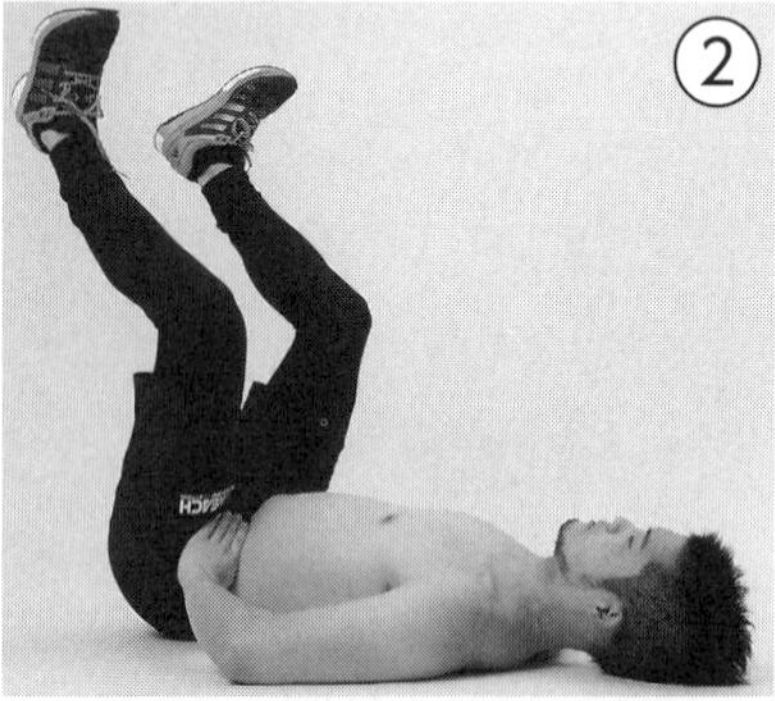

30度ほど膝を開きます。そのうえで指を開いた状態で両手をウエストに置き、置いた手をお腹で押すように息を吸います。

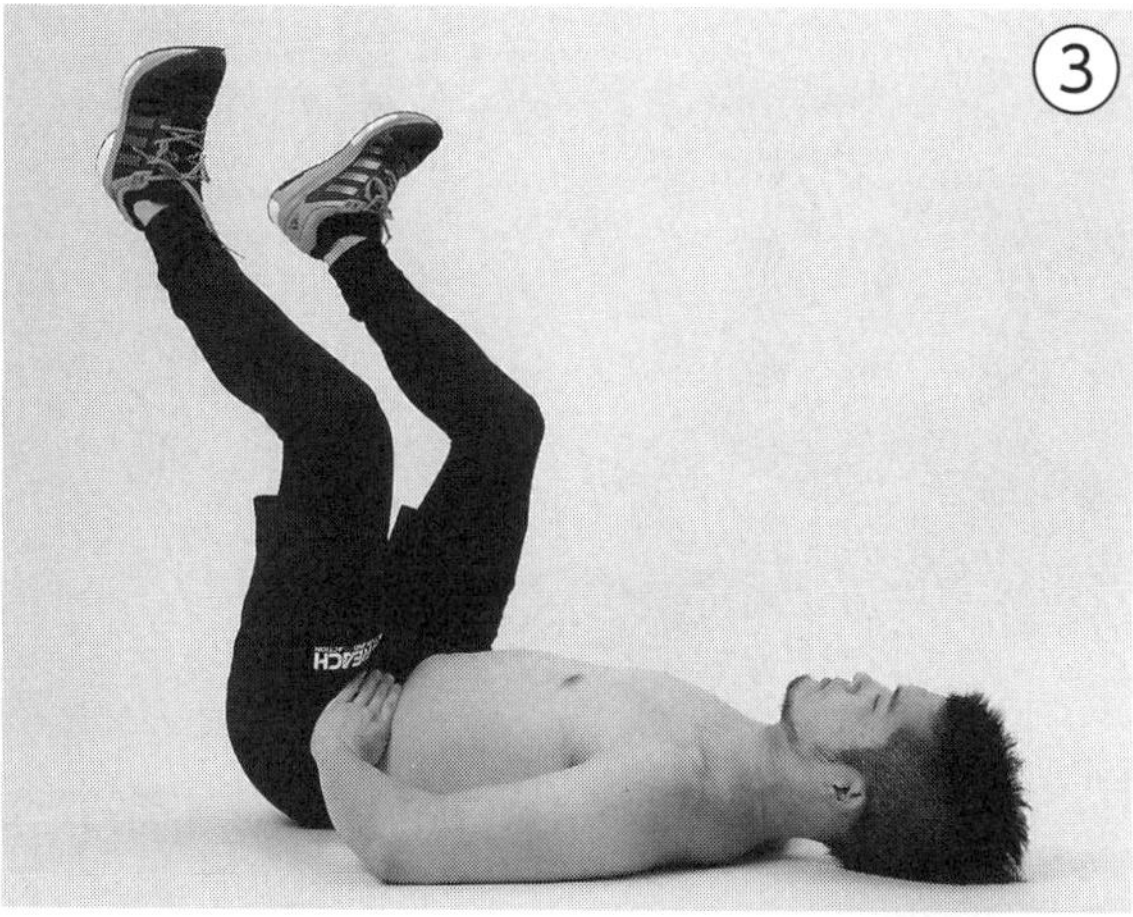

息を吸いきったら、ゆっくりと息を吐きます。吸った時の倍の時間をかけましょう。お腹が凹んでいくのを感じましょう。これを4～5回繰り返します。

★ココに注意！

・お腹の横と後ろには空気が入りにくいので、手の親指などにお腹からの圧力がかかっているかどうかを確認しましょう。
・まずたくさん息を吐いて、肋骨を下げた状態で行います。そのうえでできるだけ横と後ろに空気が入るように意識しましょう。

#7 生後6か月の呼吸

＊目的

腹腔内圧（ＩＡＰ）を高め、内臓やリンパを活性化させるため。

＊効果

腹腔内圧をとくに後ろ（背側）に向かって高めることができるため。骨盤底筋群を安定させることができる。

やりかた

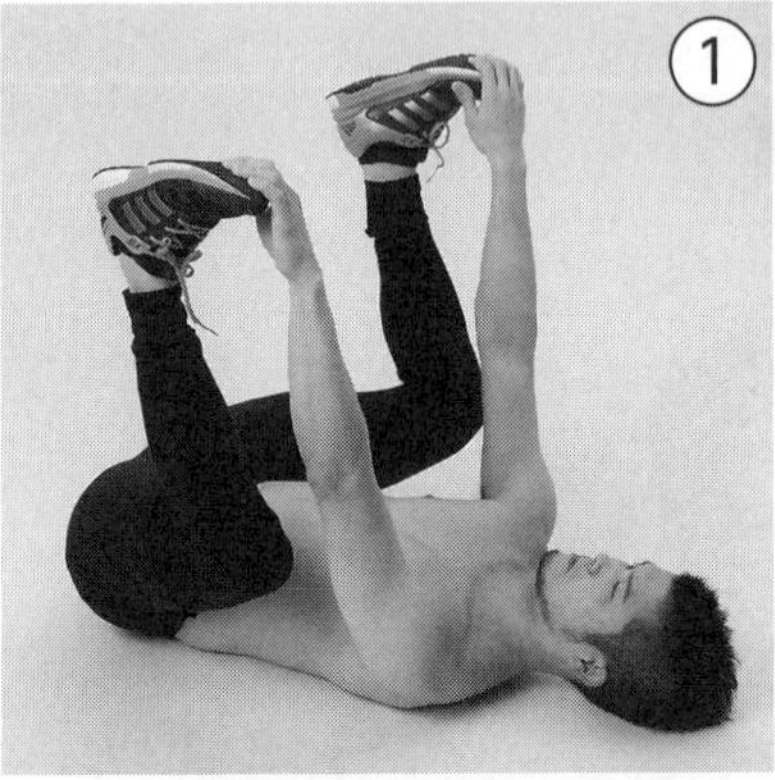

＃５のポジションから少し尾てい骨を床から持ち上げて、足の指を摑みます（指を摑めない場合は足首を摑んでもいいです）。

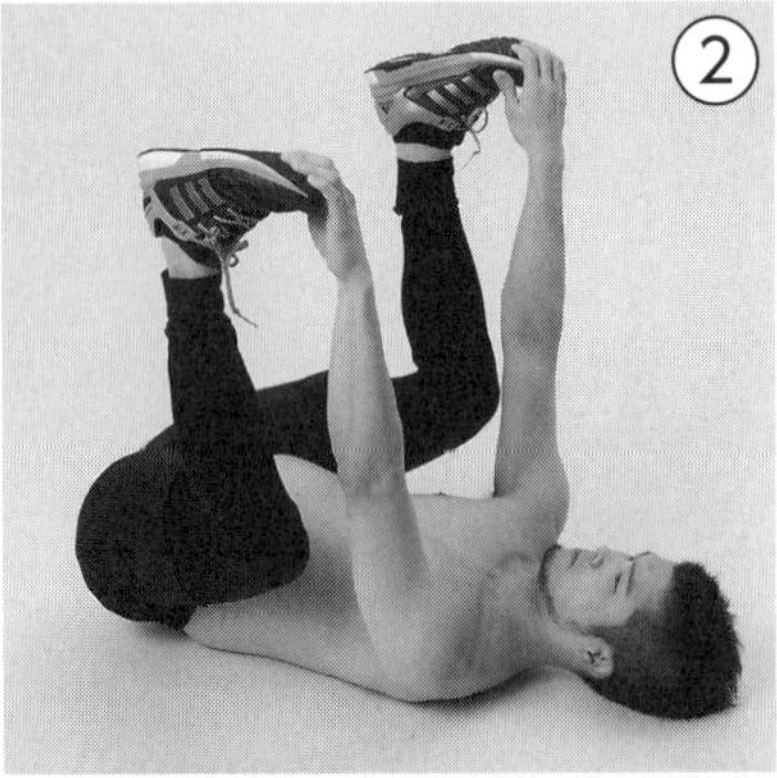

脚の付け根に向かって息を吸う感覚で、下腹部に空気を入れます。

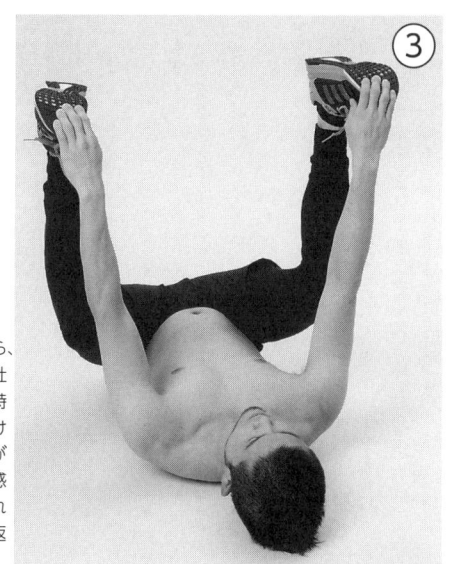

息を吸いきったら、ゆっくりと息を吐きます。吸った時の倍の時間をかけましょう。お腹が凹んでいくのを感じましょう。これを4～5回繰り返します。

★ココに注意!

・肩と胸に力が入らないように気をつけましょう。
・お腹の横と後ろに空気が入るよう意識しましょう。

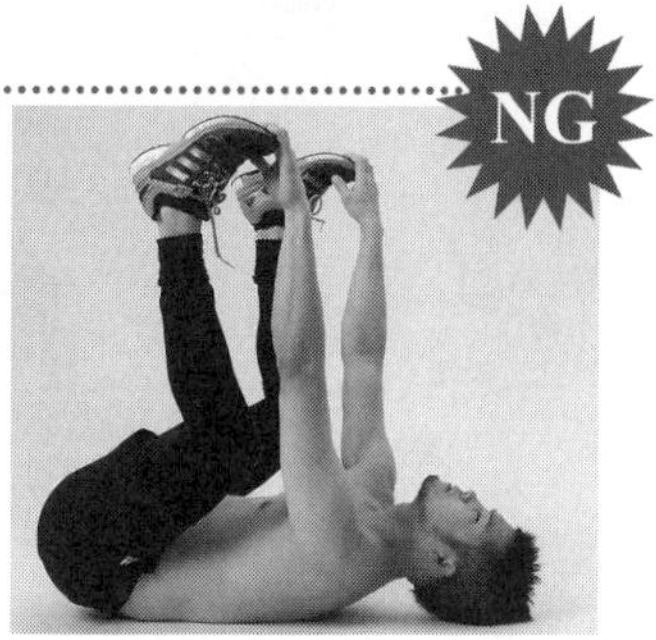

なんとか足をつかんだものの腕や胸の筋肉が異常に力んでいたり、きつかったりする、もしくは顎が上がって首が床から離れてしまうような場合は、足首や膝を持つポジションに変更してみましょう。

基本

（90－90ポジション……股関節と膝を90度に曲げるポジション）

#8 風船（90－90ポジション）

#1とはエクササイズの際にとるポジションが違うだけで内容は同じです。息を吸う際にとくに「後ろへの広がり」へ意識を向けましょう。

＊目的

たくさん息を吐けるようになる。正しく息を吸い、胸郭上部のスペースに空気を入れられるようになるため。

＊効果

普段の呼吸ではなかなか使えない、息を吐く筋肉を使えるようになる。正しく息を吸うパターンを習得できる。結果、胸郭上部（とくにつぶれやすい右側）に空気が入り、副交感神経に作用する。

やりかた

①

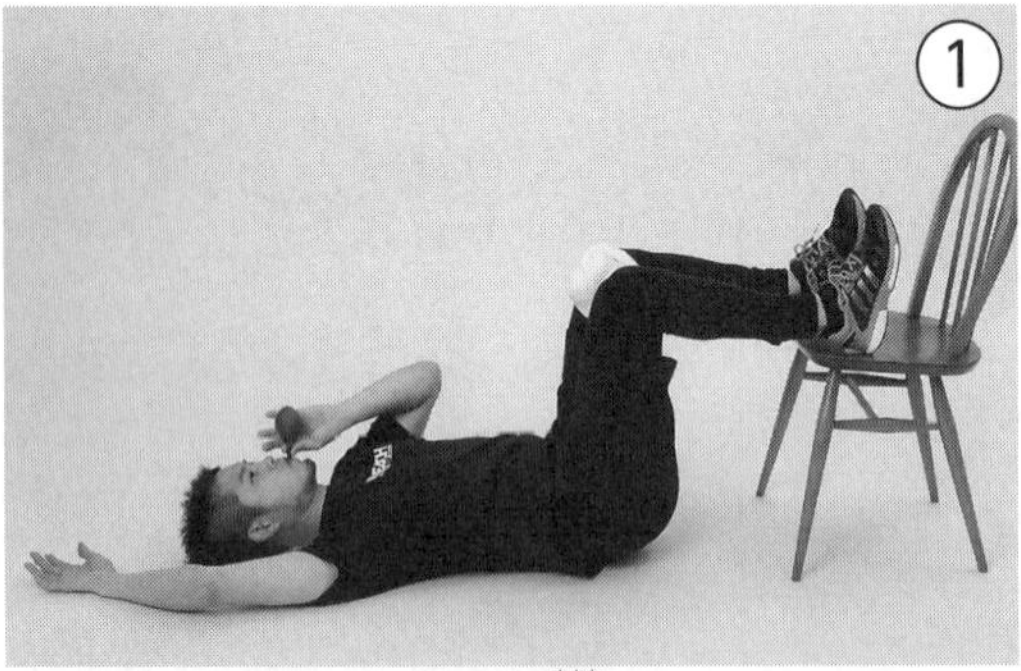

仰向けに寝て、膝を曲げ、壁か椅子に踵《かかと》を載せた状態になります。この時、股関節は90度～100度ほど曲がっている状態（90－90ポジション）で、腰はリラックスさせ、腰骨が床に接しているのを感じます。膝に巻いたタオルか小さなボールを挟みます。少し背中を丸めた状態になり、左手で風船を持ち咥えます。

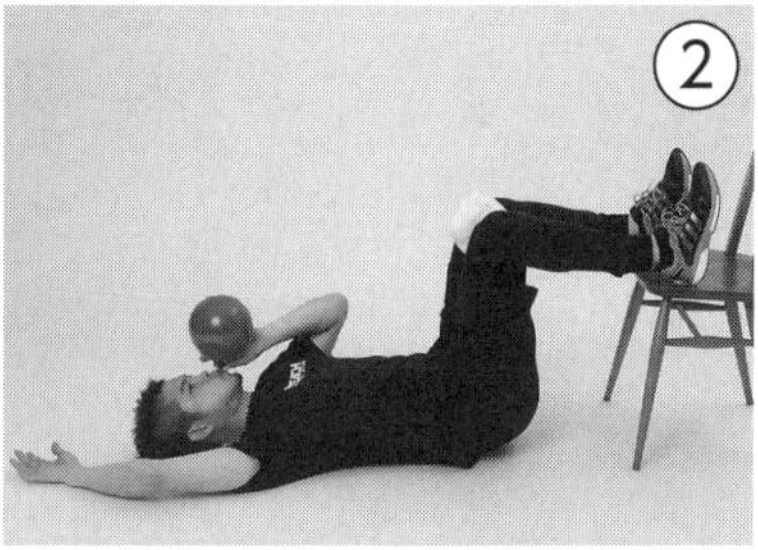

ゆっくり長く息を吐き、風船を膨らませます。

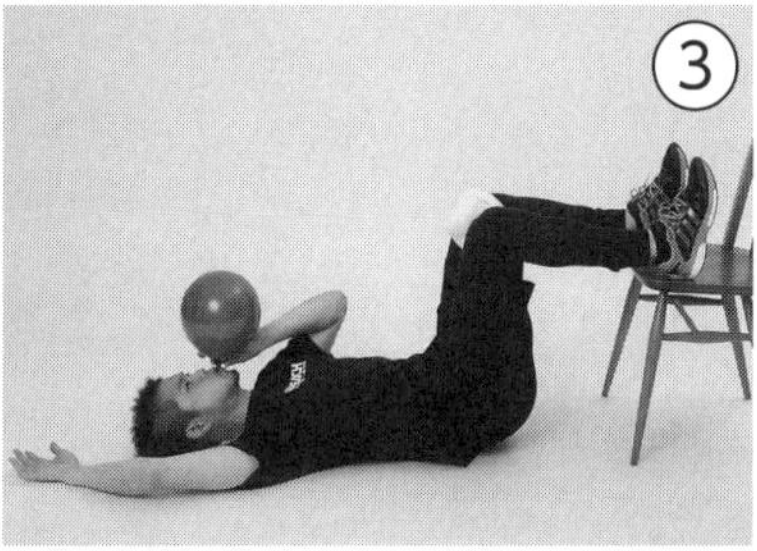

息を吐ききったら３〜５秒ほど静止し、鼻からのみ息を吸います。

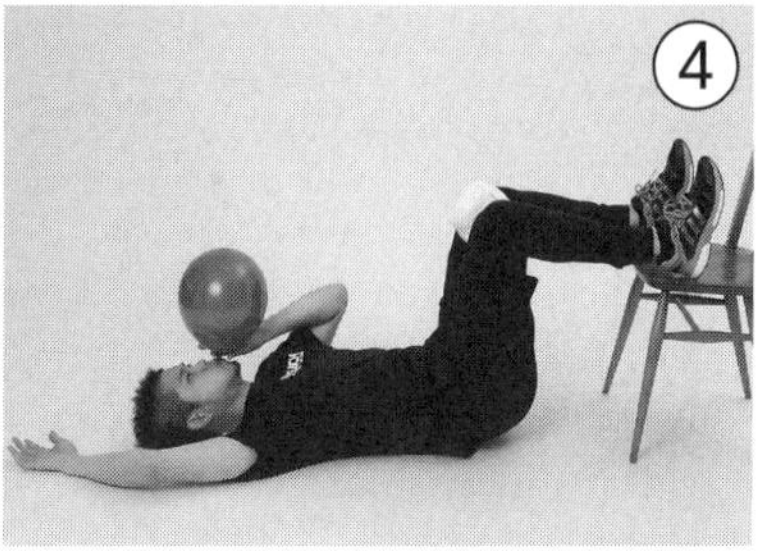

吸った息をまた吐いて風船を膨らませていきます。これを４〜５回繰り返します。

★ココに注意！

・息を吐いていく際、肋骨や胸骨がお腹や背中の方向に下がっていく感覚を確認しましょう。
・息を吸う際、指で風船の口元をつまんだり、唇で風船の吹き口を閉じたりしないよう注意してください。
・息を吸う際、肩をすくめたり、背中を反らしたりしないように。

#9 アンチパラドックス呼吸（90－90ポジション）

#2とはエクササイズの際にとるポジションが違うだけで内容は同じです。息を吸う際にとくに「後ろへの広がり」へ意識を向けましょう。

＊目的

息を吸う際に横隔膜が弛緩し、吐く際に緊張するというパラドックス呼吸――正しい呼吸と正反対の動き――になっていないかを確認。吸気時にお腹と胸郭を同時に動かすため。

＊効果

息を長く吐くことで横隔膜をリラックスさせ、空気が入りすぎている胸郭から空気を抜く。同時に普段力の入りすぎているお腹（腹直筋）の脱力を促し、横隔膜の動きを促進する。

やりかた

①

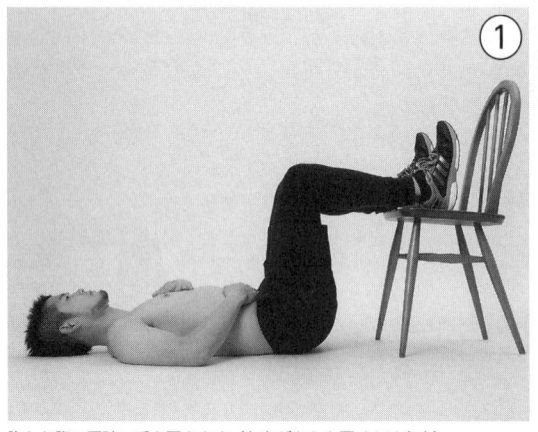

胸とお腹に同時に手を置きます（左右どちらを置くかは自由）。

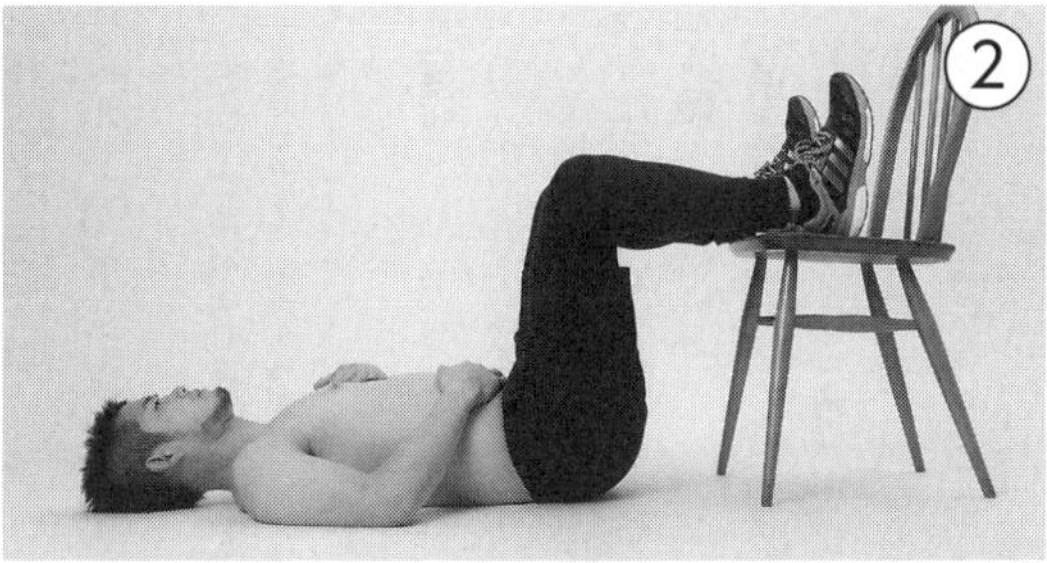

肩や首から力を抜き、息を吸い、胸とお腹を同時に膨らませます。

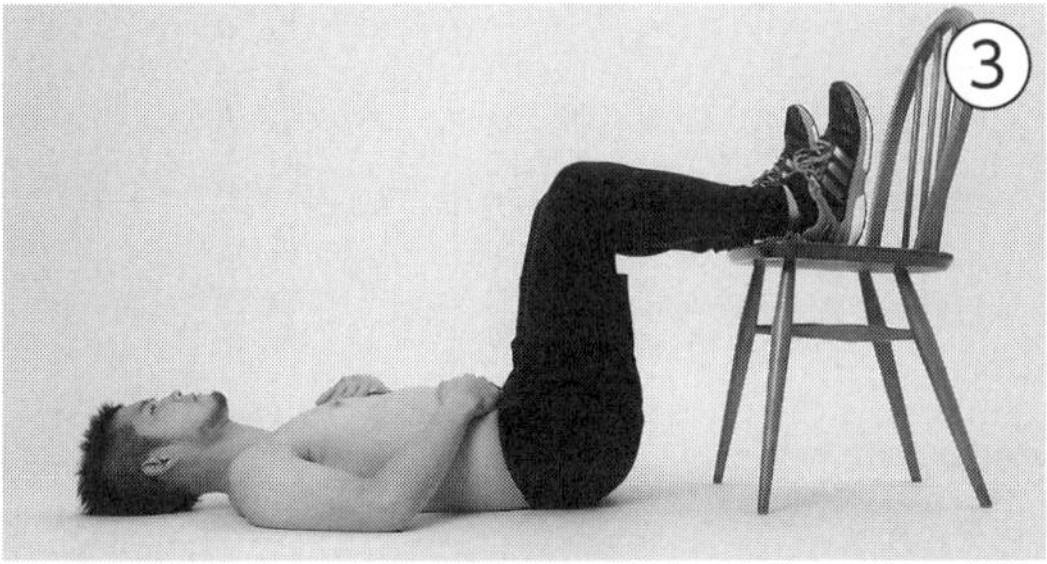

息を吸いきったら、吸った時間の倍かけてゆっくりと息を吐きます。これを4～5回繰り返します。

★ココに注意！

・息を吸う際、お腹と胸を同時に上げていくことを意識しましょう。
・息を吐く際、お腹と胸を同時に下げていくことを意識しましょう。
・胸郭が動かない人はなるべく長く息を吐きます。そうするとだんだん胸に置いている手が下がってきます。

#10 — 肋骨内旋呼吸（90－90ポジション）

#3とはエクササイズの際にとるポジションが違うだけで内容は同じです。息を吸う際にとくに「後ろへの広がり」へ意識を向けましょう。

＊目的

肋骨が開きすぎていないか、息を吐く際に肋骨が動いているかを確認する。息を吸う際、肋骨が横と後ろに広がっていることを感じるため。

＊効果

息を長く吐くことで横隔膜をリラックスさせ、空気が入りすぎている胸郭から空気を抜く。同時に普段力の入りすぎているお腹（腹直筋）の脱力を促し、横隔膜の動きを促進する。

やりかた

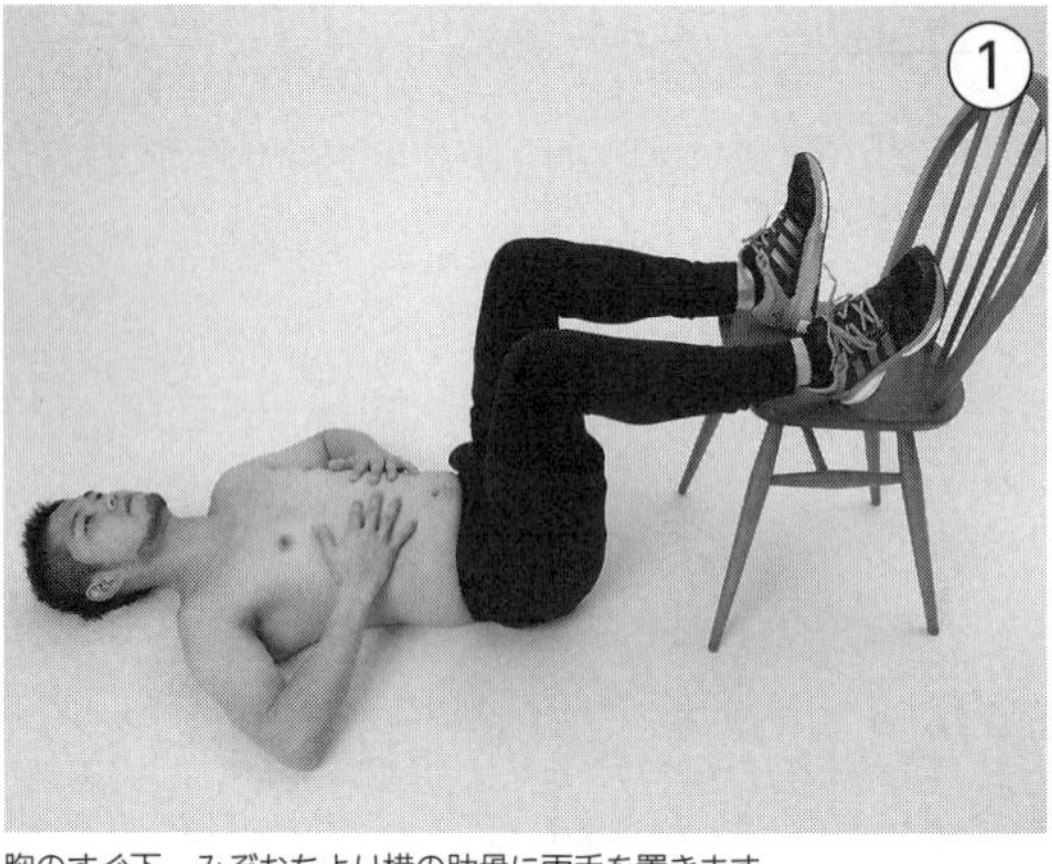

胸のすぐ下、みぞおちより横の肋骨に両手を置きます。

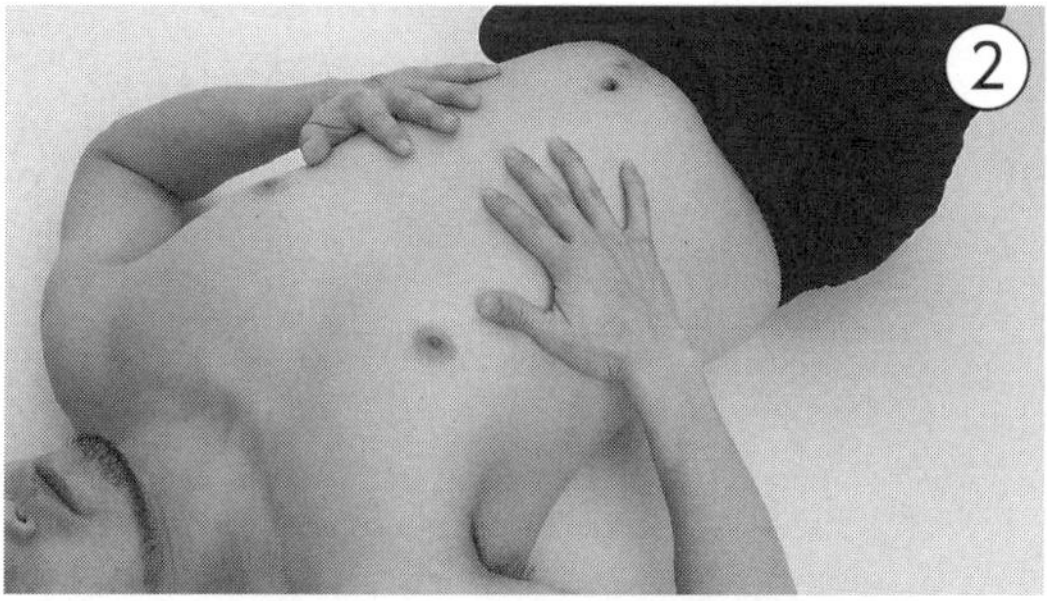

肩や首から力を抜き、息を吸い、胸とお腹を同時に膨らませます。

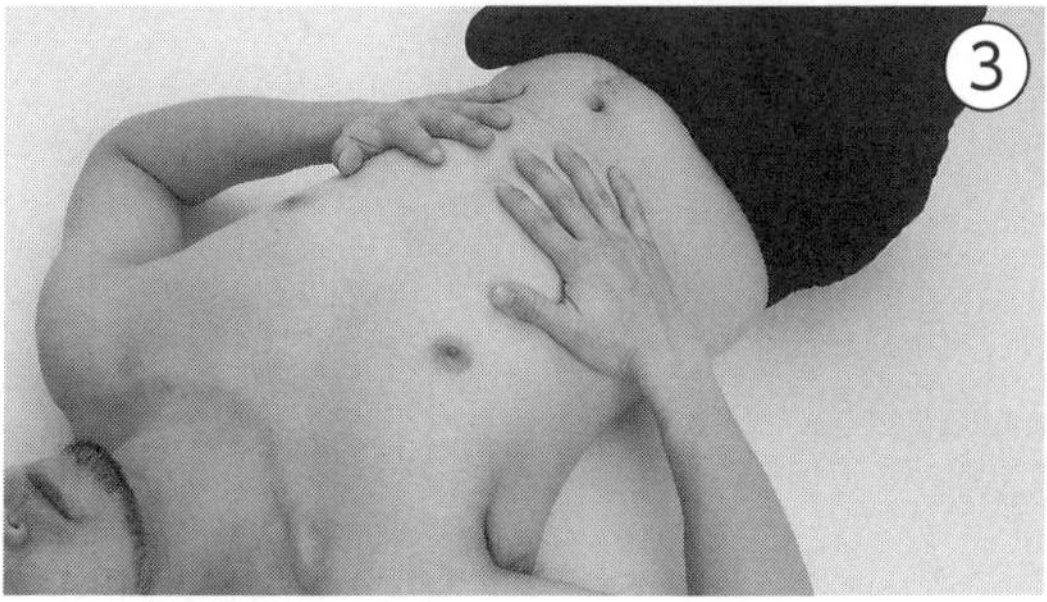

息を吸いきったら、吸った時間の倍かけてゆっくりと息を吐きます。これを4〜5回繰り返します。

★ココに注意！

・息を吸う際、肋骨が横に広がっていることを意識する。
・息を吐く際、肋骨がお臍に向かって下がっていくことを意識する。
・胸郭が動かない人はなるべく長く息を吐きます。そうするとだんだん置いている手が下がってきます。

#11 IAP呼吸（90-90ポジション）

#4とはエクササイズの際にとるポジションが違うだけで内容は同じです。息を吸う際にとくに「後ろへの広がり」へ意識を向けましょう。

＊目的

息を吸う際、360度全方向に腹腔内圧（IAP）が高まるのを感じるため。

＊効果

360度全方向に腹腔内圧が高められると、身体の軸の安定化に繋がる。引いてはスポーツのパフォーマンスの向上が望める。

やりかた

①

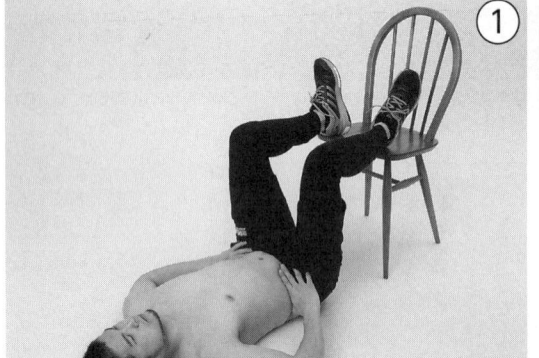

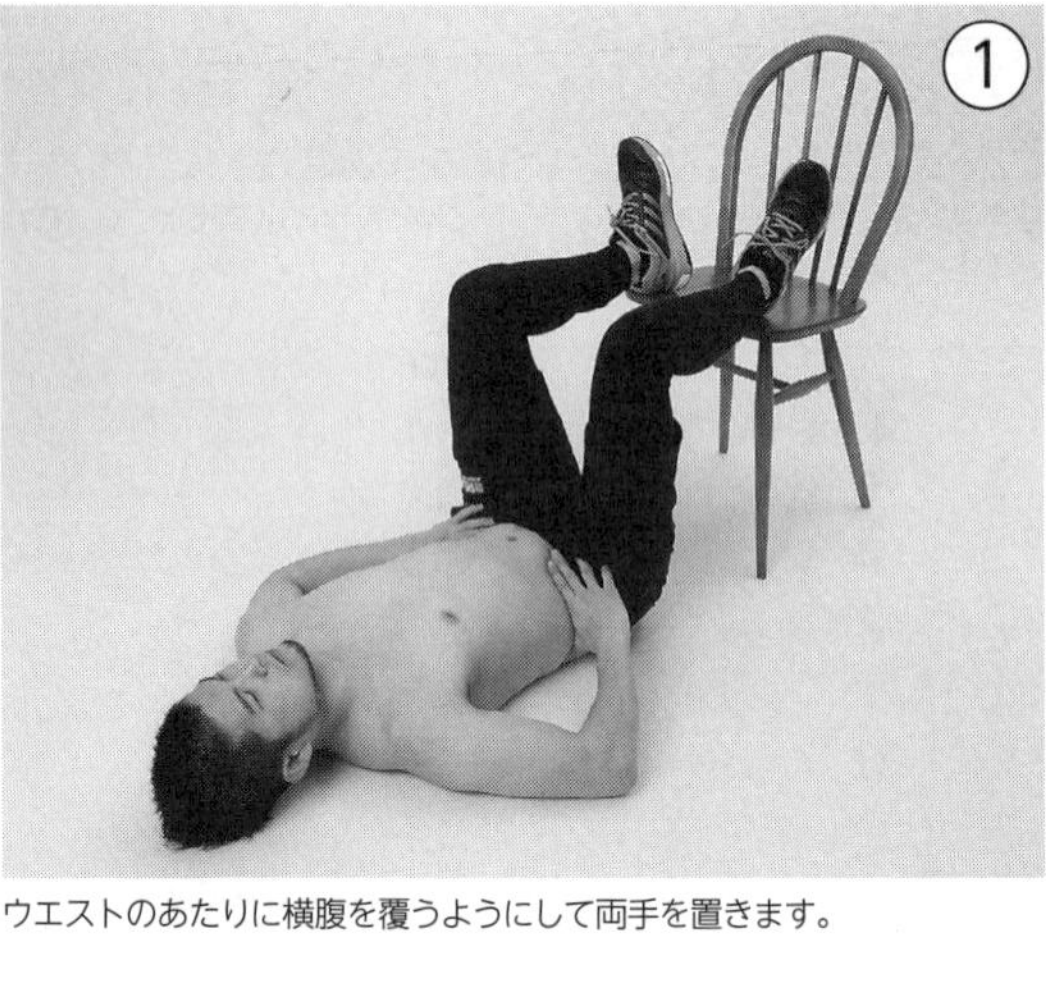

ウエストのあたりに横腹を覆うようにして両手を置きます。

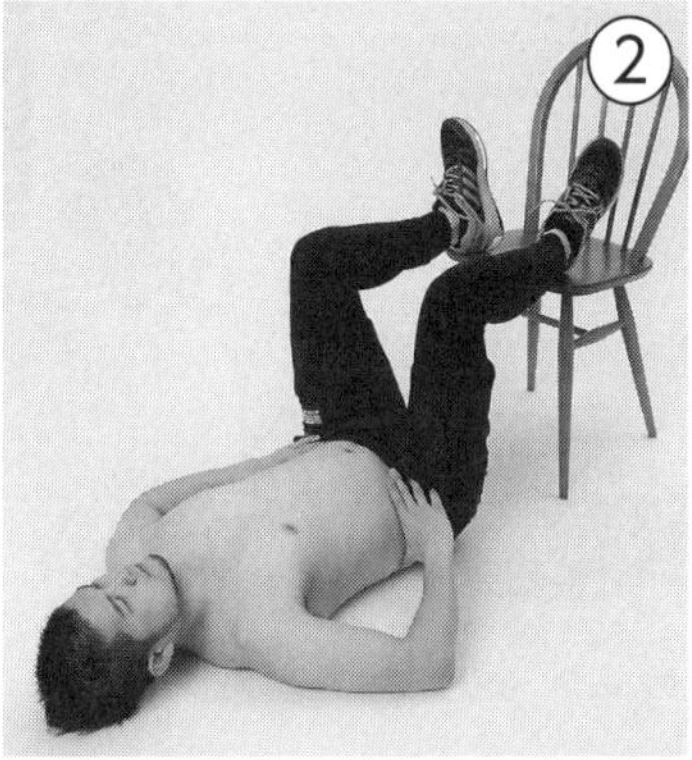

肩や首から力を抜き、息を吸い、横腹が360度に広がるのを感じます。

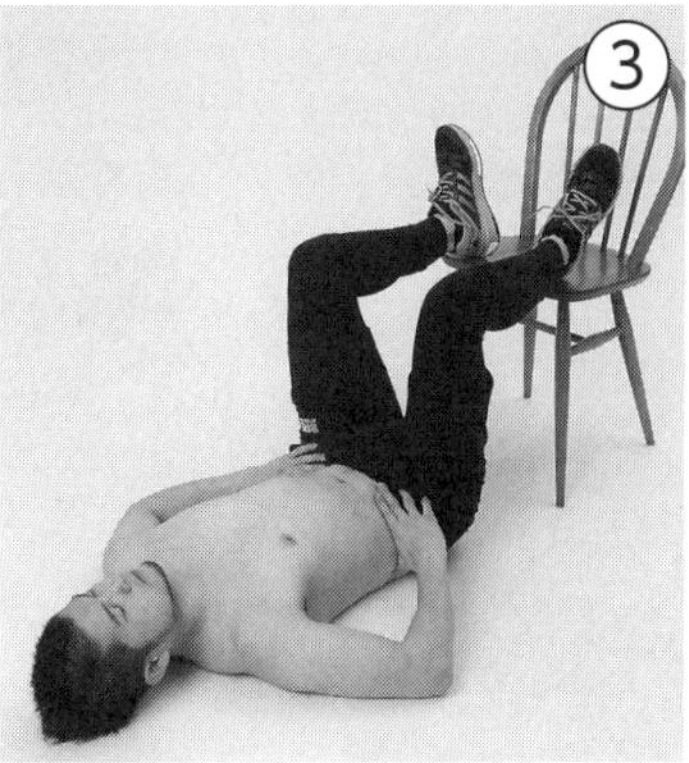

息を吸いきったら、吸った時間の倍かけてゆっくりと息を吐きます。この時、横腹が②の時の反対方向に収縮していくのを感じます。これを4〜5回繰り返します。

★ココに注意！

・息を吸う際、お腹が前（人差し指が置かれているあたり）、横（人差し指と親指の間のあたり）、後ろ（親指が置かれているあたり）の方向に広がっていることを確認してください。
・お腹が動かない場合は、なるべく長めに息を吐くようにします。そうすれば息を吸う際、お腹は動きます。
・横方向と後ろ方向へのお腹の動きは難しいので、意識を向けて繰り返しトライしてください。

応用

#12 四つん這いの呼吸 (All Four(=四つん這い) Belly Lift)

＊目的

お腹の筋肉を使って肋骨を下げ、肋骨後部のスペース（後縦隔）に空気を入れるため。

＊効果

自律神経に作用し、強張った筋肉を緩める。同時に横隔膜の位置が整う。それにより必要な筋肉だけで姿勢を維持できるようになる。

やりかた

①
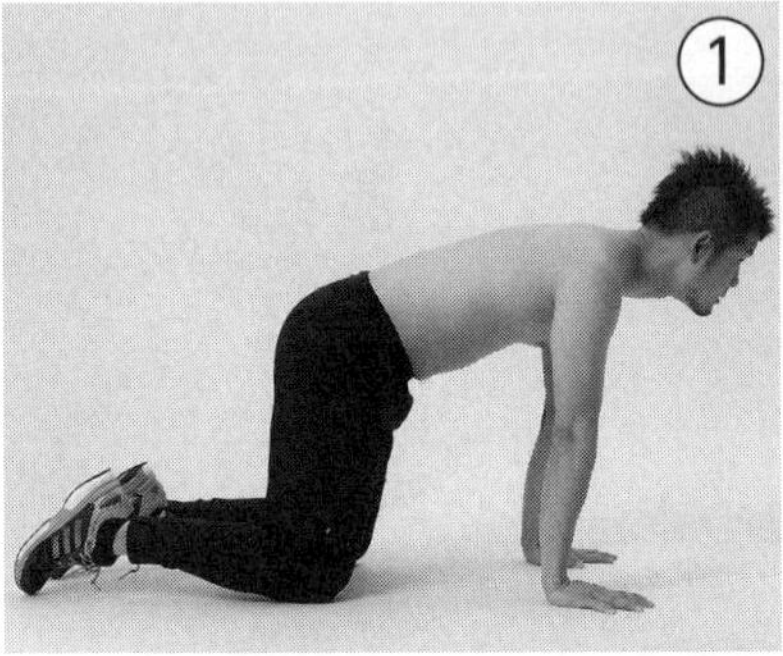

四つん這いになり、少し前のめりになります。

②
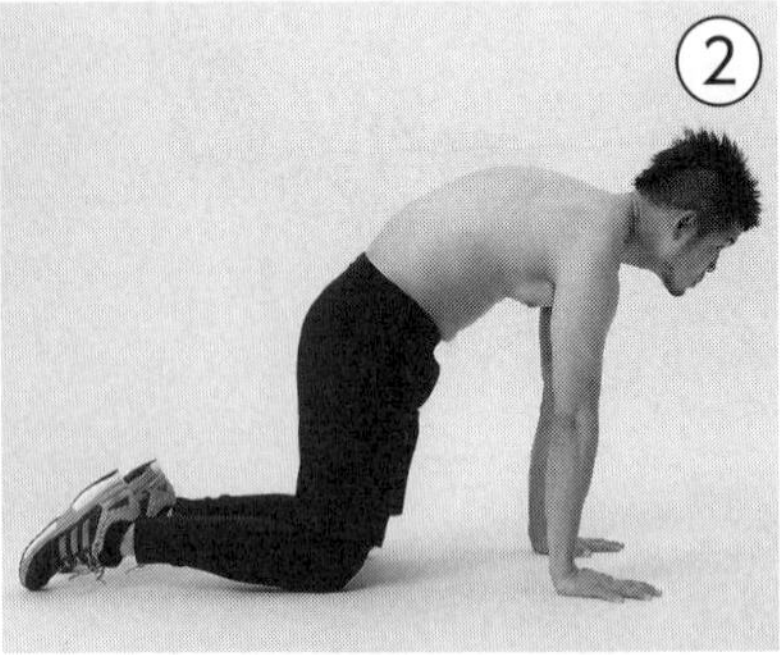

鼻の頭が左右中指を結んだ線上より少し前にくるようにキープしたまま、息を吸いながら背中を丸められるだけ丸めます。

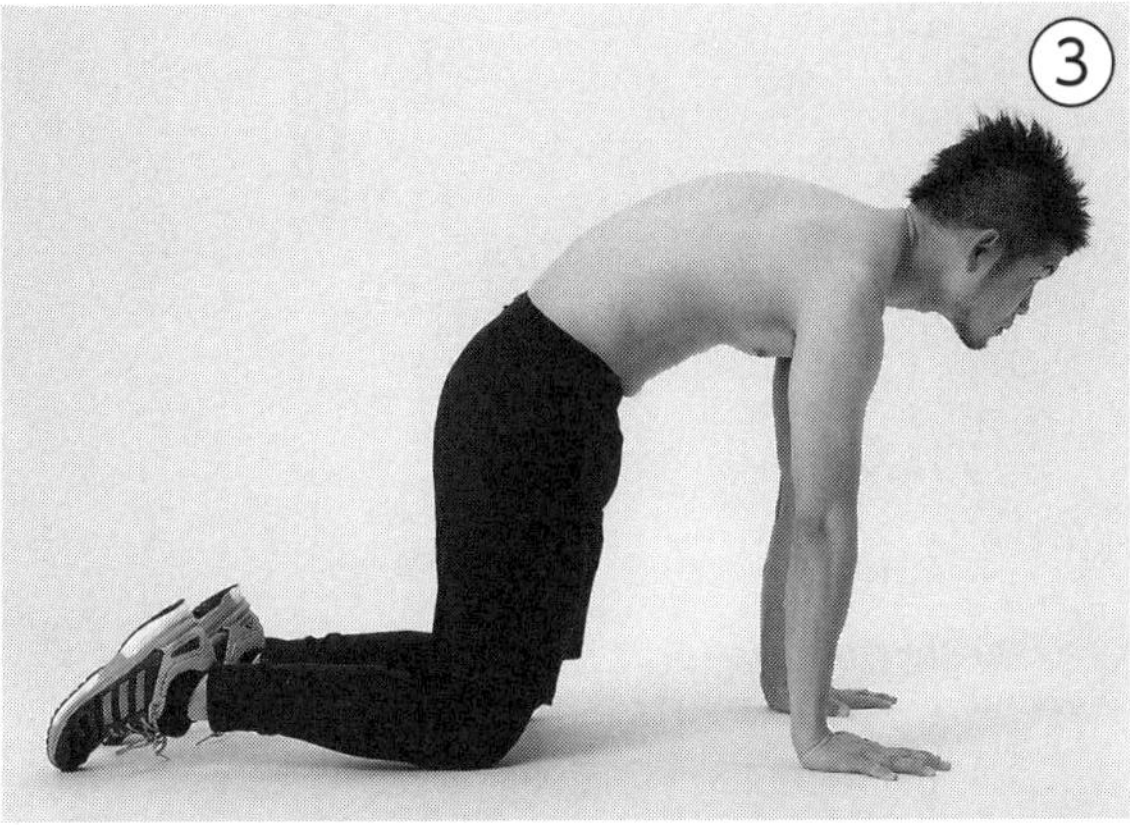

②のポジションをキープし、少し手で床を押しながら息を吐けるだけ吐きます。これを4～5回繰り返します。

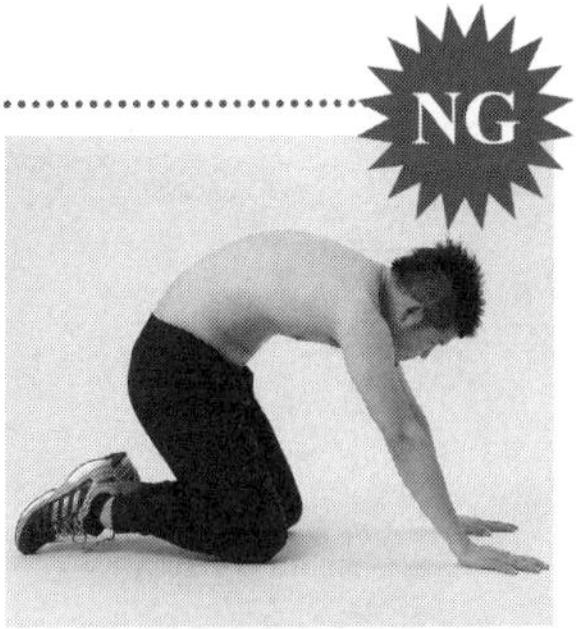

写真のようにお尻よりに荷重してしまうとエクササイズ効果はほとんど望めないので注意。

★ココに注意！

・肩甲骨の間の背中が広がる感じを確認しましょう。
・肋骨の下あたりのお腹の筋肉を使っている感じを確認しましょう。
・できるだけたくさん息を吐くことと背中を丸めることに意識をもっていきましょう。

#13―祈りの呼吸（First Position）

＊目的

うつ伏せになることで、腹部後ろ側の腹腔内圧（ＩＡＰ）を高めやすくするため。

＊効果

腹腔内圧をとくに後ろに向かって高めることができるようになる。

やりかた

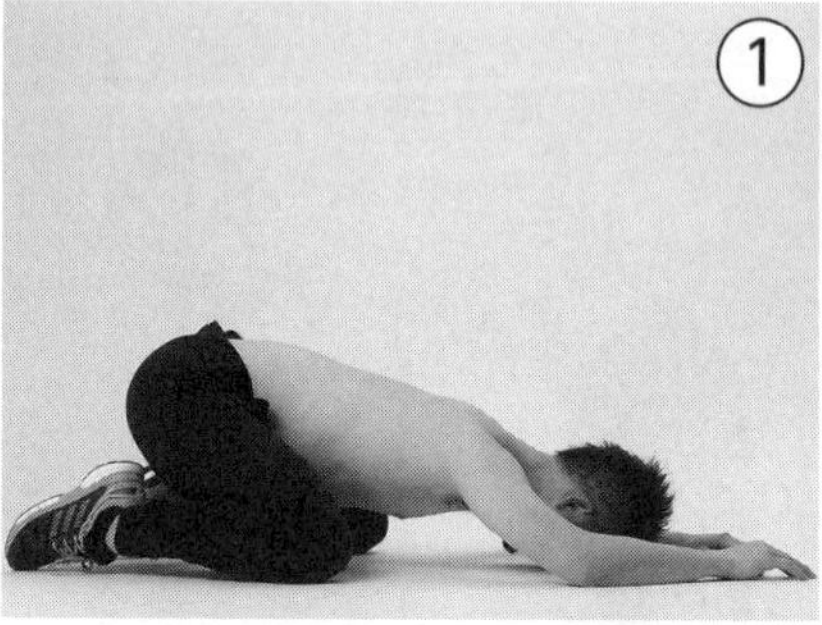

四つん這いの状態からお尻を踵に近づけます。おでこを床に着け、腕を少し広げて肘を耳の横のラインにつけます。

注意

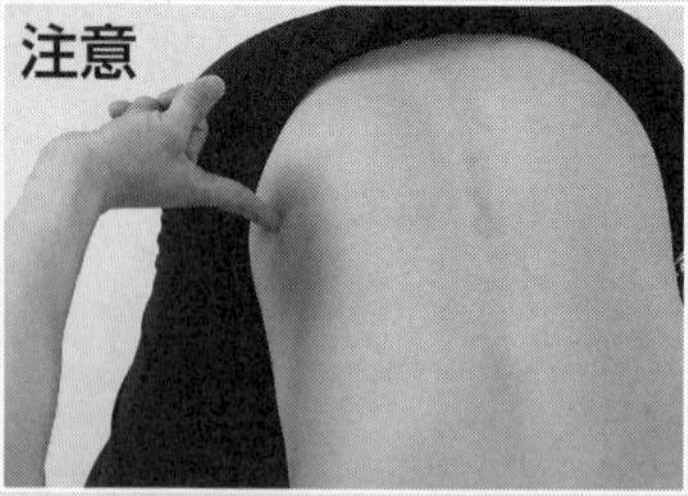

息を吸う際はこのようにお腹の横と後ろが膨らむことに意識を向けてください。

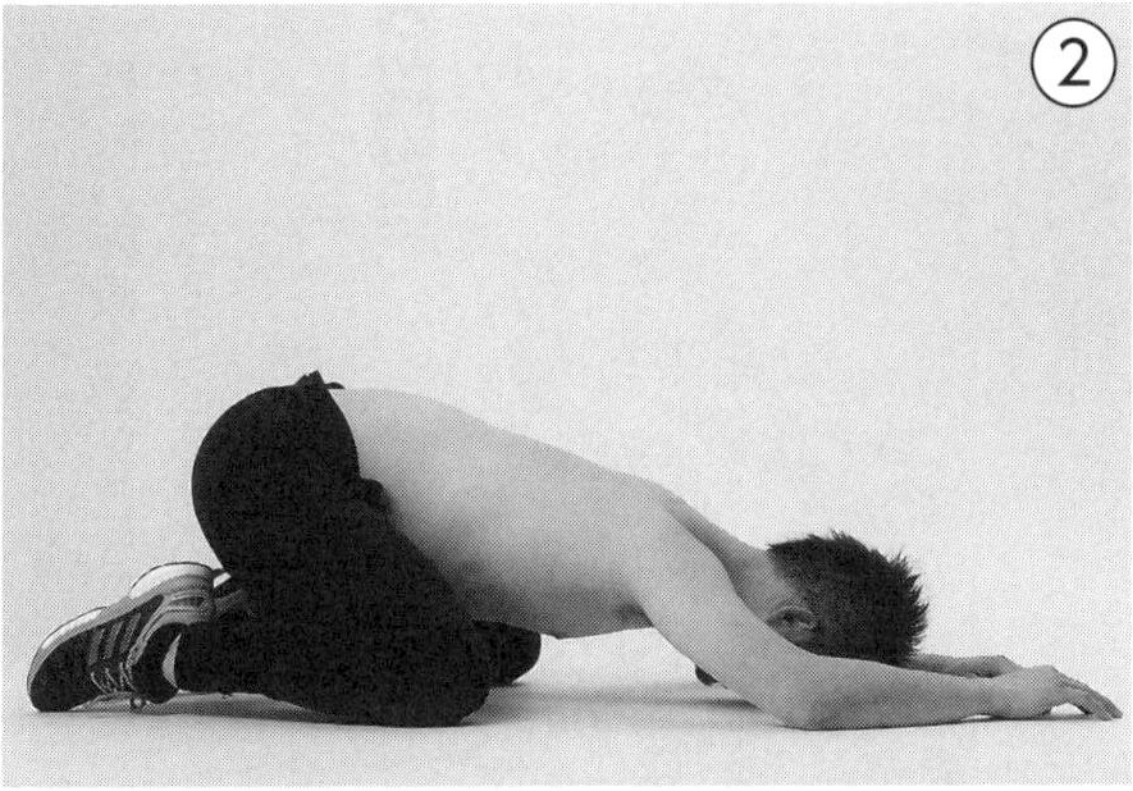

お腹の横と後ろに空気を入れていき、体幹を安定させます。吸った時間の倍かけてゆっくりと息を吐きます。これを4〜5回繰り返します。

★ココに注意！

・首が伸展して反らないことに注意しましょう。
・お腹の横と後ろに空気を入れることを意識しましょう。

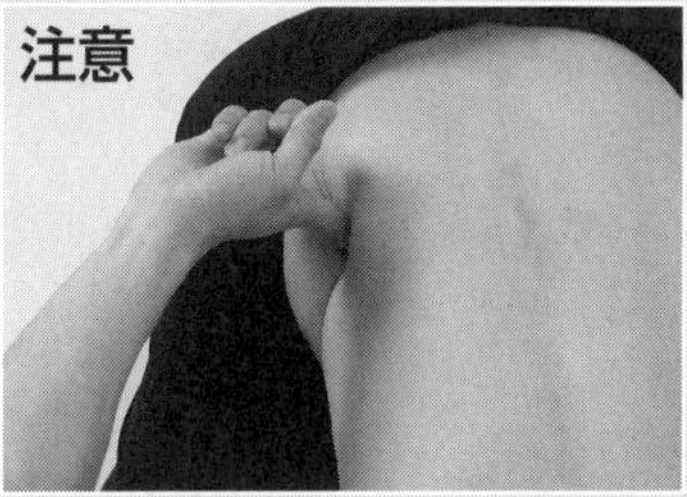

息を吐く際はこのようにお腹の横と後ろが縮んでいく感覚を持ってください。

#14 壁際の呼吸 (Standing Wall Supported Reach)

＊目的
息を吐ききって肋骨を下げ、横隔膜の緊張を取るため。

＊効果
肋骨後部のスペース（後縦隔）に空気が入り、横隔膜がリラックスする。それによって副交感神経が優位になる。

やりかた

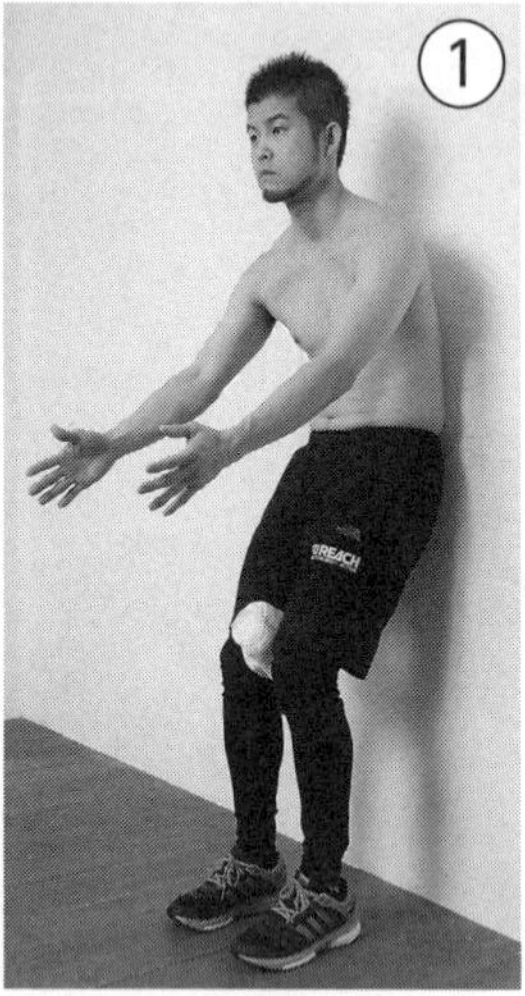

壁から15センチほど離れて立ち、そのまま膝を曲げてお尻と背中の下半分を壁に付けます。この際、膝に巻いたタオルか小さなボールを挟み、膝はつま先の上に来るようにします。

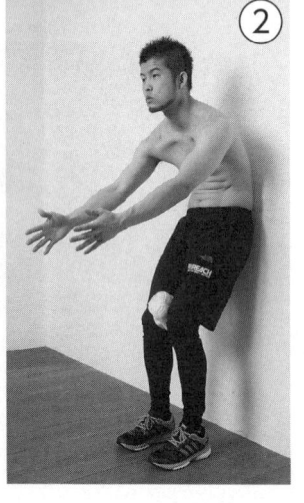

背中の下半分を壁に付けたまま、両手を前に出し、息を吐きながら前方へ腕を伸ばしていきます。

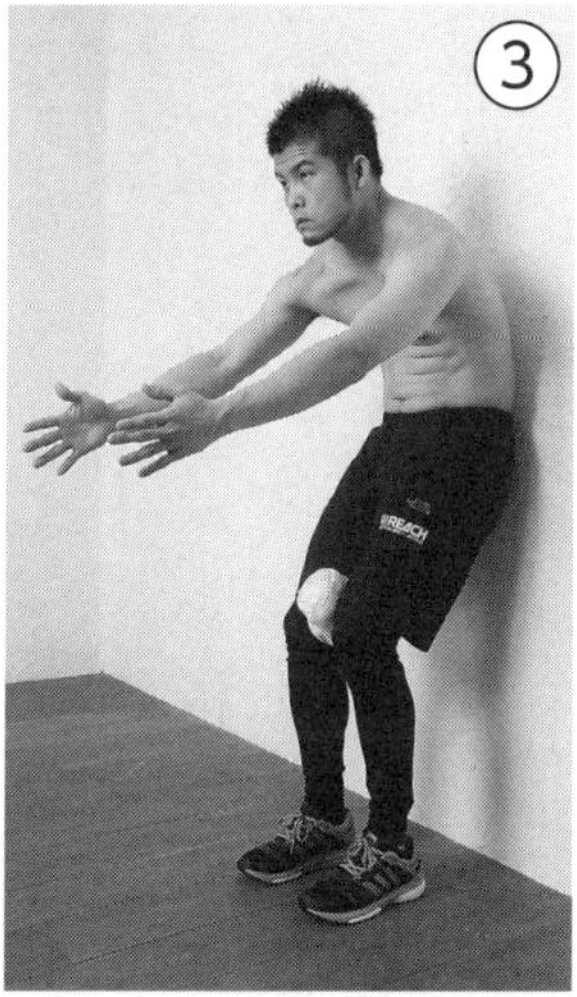

息を吐ききったら、その場で伸び上がらずに鼻から息を吸います。

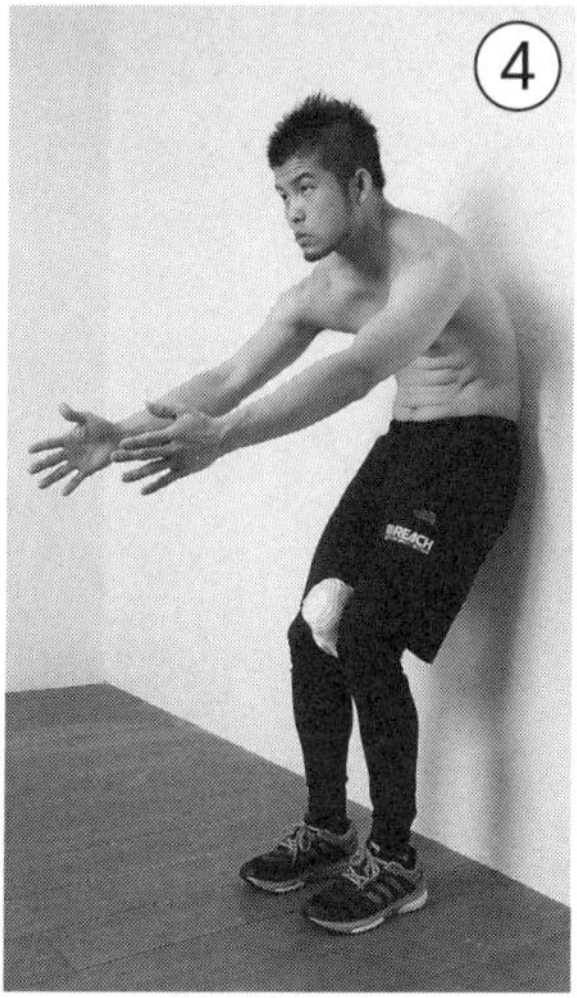

再び息を吐きながら腕をさらに前に伸ばしていきます。

★ココに注意！

・しっかり息を吐ききれているか注意しましょう。
・息を吸う際は背中上部に空気が入っているかを確認しましょう。
・息を吸う時、肩で息を吸ったり伸び上がったりしないように注意しましょう。肋骨の下の筋肉が使えていればＯＫです。

おわりに

この本を二人で書こうと決めたのが、２０１３年11月でした。

当初は二人とも日々の仕事を理由になかなか前に進めませんでした。長い時間がかかったものの、私たちのこれまでの経験や考えを皆さんと共有したいという熱い想いを、このような形で実現できたことに満足しています。

この約2年間でこの本でお話した「呼吸にフォーカスした」セミナーやワークショップも増え、ＰＲＩ、ＤＮＳの講習も少しずつ増えてきています。

今年（２０１６年）の日本のプロ野球の春季キャンプで、ある球団がチーム全体でこの本で説明した「呼吸エクササイズ」を導入していました。その模様をテレビを通じて目にし、嬉しい気持ちになりました。

身体の使い方を向上させる方法は一つではありません。もちろん今回この本で紹介したものもすべてではないことを私たちは経験から知っていますが、身体技術向上のための重要なコンテンツの一つであることは間違いないと思っています。

株式会社ワニ・プラスの佐藤俊彦社長、編集をお願いしたフリー・エディターの齋藤茂さん、とても分かりやすいイラストを書いてくれたイラストレーターの横山英史さん、分かりにくいお腹の動きを写真に収めてくれたカメラマンの増田岳二さんに感謝の気持ちをお伝えいたします。

私たちが所属している株式会社リーチの同志達、そして、双方の家族――森本貴義の妻・邦子、大貫崇の妻・ジェサミン、愛娘・菫――いつも私たちを支えてくれてありがとう。

そしてこの本を手に取ってくださった皆さんに、最大の感謝をお伝えするとともに、この本が皆さんのこれからのスポーツ活動、運動、そして人生をよりよいものにするヒントになれば嬉しいです。

何をやるかではなく、どうやるか。ぜひ今まで行ってきたことをこの本の視点から考え、見直し、実践していただければと思います。

２０１６年４月　京都市左京区にて

森本貴義
大貫崇

【著者活動関連施設】

REACH Conditioning Lab. in KYOTO
〒６０６－８１２５　京都市左京区一乗寺清水町10　㈱リーチ
（www.reach4d.jp）

K－FIT　中之島ウェスト
〒５３０－０００５　大阪市北区中之島６－２－39中之島プラザ４F
（www.m-kfit.com）

勝者の呼吸法

横隔膜の使い方をスーパー・アスリートと赤ちゃんに学ぼう！

2016年4月25日　初版発行
2020年12月5日　6版発行

著者　森本貴義
　　　大貫　崇

森本貴義（もりもと・たかよし）
1973年京都府生まれ。㈱リーチ専務取締役。オリックス・ブルーウェーブ、シアトル・マリナーズ、WBC日本代表のトレーナー等を経て、現職。現在はプロ・ゴルファー宮里優作選手やシアトル・マリナーズのヘルナンデス投手のパーソナル・トレーナーも務めている。著書に『一流の思考法』（フォレスト出版）、『ピッチングの正体』（ベースボール・マガジン社）、『二流をバカにする一流、一流を笑う超一流』（ソフトバンク新書）、『プロフェッショナルの習慣力』（共にソフトバンク新書）、『伸びる子どものからだのつくり方』（ポプラ社）などがある。

大貫崇（おおぬき・たかし）
1980年神奈川県生まれ。㈱リーチ教育コーディネーター。フロリダ大大学院で応用運動生理学を修了後、アスレティック・トレーナー（ATC）としてテキサス・レンジャーズ、NBA（D-League）アリゾナ・ダイアモンドバックスを経て、2013年に帰国。2016年にPRT（Postural Restoration Trained）認定を受ける。

発行者　佐藤俊彦
発行所　株式会社ワニ・プラス
　　　　〒150−8482
　　　　東京都渋谷区恵比寿4−4−9　えびす大黒ビル7F
　　　　電話　03−5449−2171（編集）
発売元　株式会社ワニブックス
　　　　〒150−8482
　　　　東京都渋谷区恵比寿4−4−9　えびす大黒ビル
　　　　電話　03−5449−2711（代表）

装丁　　　　　橘田浩志（アティック）
写真　　　　　小栗山雄司
イラスト　　　横山英史
DTP　　　　　増田岳二
印刷・製本所　大日本印刷株式会社
　　　　　　　株式会社YHB編集企画

本書の無断転写・複製・転載を禁じます。落丁・乱丁本は㈱ワニブックス宛にお送りください。送料小社負担にてお取替えいたします。ただし、古書店等で購入したものに関してはお取替えできません。

©Takayoshi Morimoto & Takashi Otuki 2016
ISBN 978-4-8470-6094-6
ワニブックスHP　https://www.wani.co.jp